U0945785

谜病追踪

医学史探案录

组织编写｜深圳市疾病预防控制中心

主编｜马起山　武　南

科学普及出版社

·北　京·

图书在版编目（CIP）数据

谜病追踪：医学史探案录 / 马起山，武南主编．北京：科学普及出版社 , 2025.5．--IS
978-7-110-10826-0

Ⅰ. R-091

中国国家版本馆 CIP 数据核字第 20241RC879 号

策划编辑　宗俊琳　王　微
责任编辑　王久红
文字编辑　张　龙
装帧设计　东方信邦
责任印制　徐　飞

出　　版　科学普及出版社
发　　行　中国科学技术出版社有限公司
地　　址　北京市海淀区中关村南大街 16 号
邮　　编　100081
发行电话　010-62173865
传　　真　010-62179148
网　　址　http://www.cspbooks.com.cn

开　　本　889mm×1194mm　1/32
字　　数　135 千字
印　　张　6
版　　次　2025 年 5 月第 1 版
印　　次　2025 年 5 月第 1 次印刷
印　　刷　北京盛通印刷股份有限公司
书　　号　ISBN 978-7-110-10826-0/R・934
定　　价　68.00 元

编者名单

主　　编　马起山　武　南

编　　者　严　媛　陈　韵　蒋津津

　　　　　杨　丹　陈映霓　张　珮

科普指导　孔东锋　张顺祥　张建清

　　　　　杨峥嵘　石晓路　万　佳

秘　　书　冯　梦

绘　　图　贾东润

内容提要

流行病学医生，是医学界当之无愧的福尔摩斯。

他们凭借敏锐的洞察力和严谨的求证精神，揭开了无数令人难以置信的公共卫生谜案。一口寻常的水井、一块普通的尿布、勤劳的挤奶女工和悠闲吃草的羊群，这些看似平平无奇的场景，都可能成为他们破解疾病传播之谜的关键线索。

“深圳疾控”新媒体团队，以细腻的笔触和独特的视角，结合翔实的文献资料，配以精彩的图片和引人入胜的叙述，将读者带入了一次又一次惊心动魄的公共卫生探险之旅。

霍乱、鼠疫、天花、大流感、狂犬病、艾滋病、脊髓灰质炎、埃博拉出血热……这些令人胆寒的疾病背后，隐藏着许多惊心动魄的故事。通过这些故事，读者可以感受人类与疾病斗争的波澜壮阔，领略先驱们为了探索未知、守护人类健康所展现出的巨大勇气和坚定执着。同时，也可以从中汲取宝贵的医学知识，了解那些曾经肆虐全球、困扰人类的疾病是如何被逐步攻克和控制的。

这是一部人类公共卫生历史的科普读物，同时也在启示世人：尊重科学、珍视健康。

补充说明

书中参考文献条目众多，为方便读者查阅，已将本书参考文献更新至网络，读者可扫右侧二维码，关注出版社医学官方微信“焦点医学”，后台回复“9787110108260”，即可获取。

主编简介

马起山

深圳市疾病预防控制中心健康教育负责人，副主任医师，深圳市健康促进协会主动健康专委会主任委员，主要从事健康教育与健康促进、健康传播、新媒体运营与管理等工作。负责运营的微信公众号“深圳疾控”，该公众号荣获2022年全国疾控系统最具影响力微信公众号，连续四年（2021—2024年）被国家卫生健康委、中共中央宣传部办公厅等部门评为新时代健康科普大赛优秀微信公众号。

武　南

医学人文科普践行者，主任医师，深圳市疾病预防控制中心健康教育所原所长/首席专家，深圳市健康促进协会会长，中华运动康复医学培训工程深圳分中心主任。建立“深圳疾控”微信公众号，粉丝超过1000万；创立国内首家预防医学科普基地、深圳图书馆健康分馆、公众健康叙事中心；创立并主持广播、电视品牌栏目《疾控在线》《医哥说》《疾控942》；参与创作疾控之歌《无言的守护》，获全国卫生系统音乐类最高奖；获全国“科普之星——疾控卫士”称号。

序一

说起深圳市疾病预防控制（疾控）中心，可以追溯到20世纪80年代改革开放初期，那时还叫防疫站，时任深圳市防疫站的站长是李良成主任医师，是全国疾控系统中少见的优秀管理型主任。

也是从那时起，我便开始关注深圳市疾控中心发展前行的每一步。因为深圳市疾控中心始终引领着国内疾控改革的发展方向并得到了社会的广泛关注。例如，他们最早建立了全国疾控系统最现代和最完备的实验条件与毒理实验室；最早开展了疾控机构的现代管理和绩效评价；引进了第一位公共卫生学院院长（毒理学专家）担任疾控中心主任，建立了我国早期检测二噁英的国家级实验室；在全国疾控系统创建了全国第一个健康图书馆和健康教育展示厅；在其下属的健康教育所率先开展了体医融合试点项目……所有的这一切，让我深深感受到深圳市疾控中心作为在改革开放年代建立的疾控机构，始终关注着我国疾控机构的改革、开放与发展，并引领着疾控体系的改革方向。

直到这次武南会长电话告诉我，他们编写了一部《谜病追踪：医学史探案录》，请我作序，又一次被他所震撼。深圳市疾控中心在健康教育与科普工作中又一次走在了全国疾控的前列，因为这是我所见到的国内公共卫生领域罕见的叙事性科普作品。

众所周知，世界公共卫生发展史就是一部人类与自然界、与疾病斗争的历史。要理解公共卫生和疾病控制的各种策略和措施的价值，就应该先对其历史及发展史有一个基本的了解。而本书正是通过在人类与疾病斗争历史中选取的20个小故事，让我们看到了人类对抗疾病的过程是一个认识疾病与摆脱愚昧并行的过程，而公众健康与医学的每一次进步都伴随着生命的代价和科学认知的升华。人类认识世界和改造世界的指导思想是哲学，而哲学的核心思想就是坚持历史唯物主义和辩证唯物主义。本书正是我们疾控队伍中的哲人为传承和发展公共卫生事业所做出的积极尝试和无私奉献，所以我们有理由相信中国的公共卫生人必将勇敢地承担起保护和促进公众健康的历史使命。

是为序。

北京大学博雅特聘教授
北京大学公众健康与重大疫情防控战略研究中心主任
中国健康促进与教育协会会长

李立明

序二

我与马起山副主任和武南会长相识近三年，见面甚少，但彼此惺惺相惜。公众健康从无小事，关乎国家的安危和民族的未来。

两年前，在深圳市疾控中心揭牌成立全国首家“公众健康叙事中心”之后，武南会长说，他想将公共健康史上那些不为民众所熟知的、惊心动魄的真实故事付诸笔端，完成一部叙事性科普作品，以完成一个老疾控人多年来的心愿。作为中国叙事医学理念的推广者，我原以为这只是武南会长顺口说的一句场面话，毕竟愿望总是很美好，落实起来却是相当不易。

然而，当这部《谜病追踪：医学史探案录》的书稿摆在我面前时，我翻阅后立即被其字里行间散发出的浓浓叙事气质所惊艳。果不其然，每一位疾控人都有故事，每一位疾控人都是叙事高手。感慨之余，借“序”发挥，抒发我对古今中外疾控人的敬仰之情，也表达我对参与创作的各位疾控友人的敬慕之意。

笔者从事生命健康叙事理念的顶层设计、理论构建及推广传播已有十余年。为了提升普通民众在疾病、死亡、医学、公共健康等领域的认知素养，我潜心研读众多古今中外的名家名作，并联合全国三十多家叙事中心开展了丰富多彩的叙事性阅读分享活动。针对不同民众的诉求，推出了“生命健康叙事分类阅读书目”和“叙事处方”等公众阅读小贴士。但在分享推广过程中，我发现国内公共健康领域的叙事性作品寥寥无几，而我面前的这部《谜病追踪：医学史探案录》必将成为国内公众健康叙事发展史上一部不可多得的佳作。

通篇阅读后，我顿觉各位编者一定是被流行病学耽误的文学家。从书名到小标题的设置都极富画面感和意象性，再顺着小标题细细品读每个小故事，顷刻间就会“身不由己”地陷入世界流行病学史的叙事洪流中。我们对公共卫生事件的认知和态度在每个小故事的叙事进程中也在不知不觉中发生着微妙变化。

全书叙事逻辑清晰，语言简练，不乏幽默；叙事节奏收放自如，情感恰到好处，一切尽在字里行间。一些众所周知的老故事也在重新语境化的叙事策略中生发出不一样的新境界。每个小故事都蕴含着创作者的叙事智慧，给人以无尽的反思。尽管书中提到的中外名人皆已作古，但借由这部探案录，他们仿佛又“复活”了。那些曾经为了公众健康事业奔走呼喊和身体力行的疾控人值得被一代又一代人所铭记和歌颂。

生命健康叙事理念倡导我们建立代际叙事连接，与前人世界建立叙事连接的重要途径就是阅读传记和史书中的前人故事。如果我们不去构建与前人世界的叙事连接，我们将是永远长不大的孩子，人类智慧累积和传承下去的链条必将在我们这一代断裂。生命健康叙事理念倡导我们要尊重流行病学史上伟大人物的故事，这对当代从事公共健康事业的同道形成职业身份认同、提升职业伦理精神有着重要的传承价值。

钻石恒久远，故事永流传。

衷心希望更多拥有梦想的年轻人在读过本书之后，有志于投身国家公共健康事业。正如武南会长在前言中所说的那样，人类对抗疾病的过程其实是认识疾病与摆脱蒙昧的并行过程，医学的每一次进步都伴随着生命的代价和思想的觉知。

也许正是那些曾经冷漠，甚至鄙夷的眼神坚定了每一位疾控人的信念和信心。也许正是那些曾经的不卑不亢和整天忙碌的身影铸就了每一位疾控人今日的丰功伟绩。

是为序。

公众健康叙事理念倡导者和实践者

南方医科大学叙事医学中心教授

杨晓霖

前言

19 世纪的欧洲，医生做手术不穿手术服，不戴口罩、手套，甚至不洗手。产褥热死亡率居高不下，女人生孩子犹如过“鬼门关”。因匈牙利医生赛麦尔维斯发现了洗手可以降低死亡率，使得很多产妇幸免于难。岂料一时间洗手竟受到排斥，赛麦尔维斯医生也被逼进了精神病院，甚至因逃跑被殴打致死，年仅 47 岁。

在人类与疾病博弈的漫长历史中，这样哀痛的事件不胜枚举。

洗手，日常生活中如此简单的一个举动，却是我们预防诸多疾病行之有效的措施。作为一个从事疾病预防健康教育工作近 40 年的疾控人，十年如一日推动洗手项目，却响应者寥寥，直到 COVID-19 大流行期间，人们终于以生命为代价学会了洗手，努力数年未成的“公共洗手设施配置指南”也终于顺利完工了。

COVID-19 大流行，又添了无数生离死别。惊恐、蒙昧、牺牲、抗争，轮番上演；健康、生命、医生、社区，临危受命，风头一时无两。公众号“深圳疾控”也受到前所未有的关注，赛麦尔维斯医生的故事在公众号上一经发布，阅读量迅速突破 10 万人次，随后关于詹纳、科赫、巴斯德、伍连德、顾方舟、齐长庆，霍乱、艾滋病、埃博拉出血热、二噁英、流感等内容的“疾病故事”相继推出，该系列故事在公众号上发布后总阅读量超 900 万人次。截至 2022 年 12 月底，公众号“深圳疾控”的粉丝量已达到 1400 万。

“疾病故事”作为公众号“深圳疾控”的特设栏目，是我们探索医学科普与医学人文课题的一个载体。在这些故事中，我们看到人类对抗疾病的过程其实是认识疾病与摆脱蒙昧的并行过程，医学的每一次进步都伴随着生命的代价和思想的觉知。

与此同时，这些故事促使我们利用现有流量热度进一步打造“线上图文、线下成书”的科普推广新模式。愿这些饱含热爱与哀痛的文字，能遇见更多的有缘人，帮助民众更新对疾病、健康、生命的认知，并从中领悟科学精神，寻找人性的光辉，让历史的故事映照当下和未来。如此，也算是公众号“深圳疾控”线下衍生出的意外惊喜。

我们不知道下一次突发公共卫生事件会在何时、以何种面貌出现，但我希望在其不期而至时，民众能够少一点惊恐、蒙昧和无谓的牺牲。让我们记住赛麦尔维斯医生，记住那些以生命为代价换来的经验和教训，用科学与认知铸就抵御重大公共卫生事件的免疫屏障。

遥借清明一炷香，为了那些不能忘却的纪念。

武南

于深圳

目录

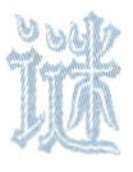

医学史
探案录

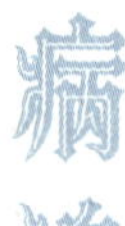

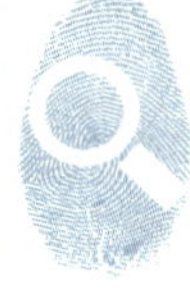

追

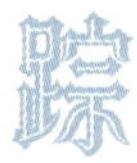

The Disease Detectives

Cases in Medical History

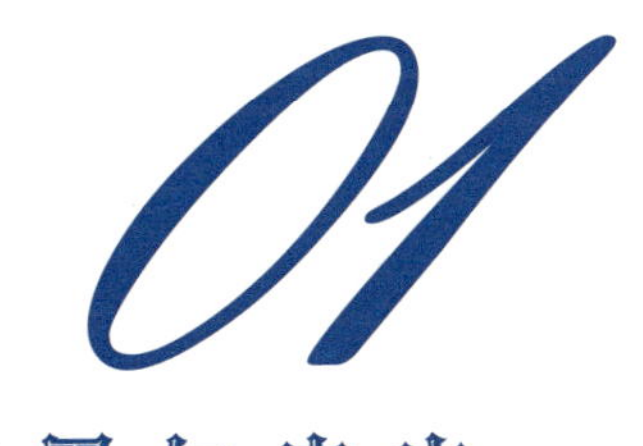

宅男与瘟疫

他，拿出一把柳叶刀，在一位性病患者的脓疮上粘上一丝黏液。接着用刀划破自己的包皮和龟头，成功让自己染上了淋病与梅毒。

并在接下来的 13 年里，日夜观察发病过程，详细记录疾病症状，为性病研究提供了翔实的资料。

这个 1767 年发生在伦敦的故事，让人看了都觉得后背一凉。

为医学“献身”的男人

这个为医学主动“献身”的男人名叫约翰·亨特，是当时英国的外科泰斗。在那个大部分医生还在“凭感觉”看病的 18 世纪，亨特却特别热衷于“实验”与“求真”。

亨特的一个经典实验是结扎鹿的右颈动脉。这一扎，鹿的右脖子就凉了，但两周后，凉掉的脖子竟然又热了。他随即用颜料灌注整个血管网，发现被结扎的动脉周围竟长出很多新的动脉。

这为他的徒弟、英国著名外科医生库伯发明大动脉结扎手术奠定了重要基础。但受惠于亨特“实验思维”的徒弟，绝不止库伯一个。

大概亨特自己也不会想到，这种较真儿的医学实验思维，最终会间接拯救无数人。

而这一切，还要从他另一个徒弟的故事说起。

乡间宅男“小詹”

这个徒弟，我们暂且先叫他“小詹”。

亨特老师平时人狠话不多。小詹跟了他两年，学到的不仅仅是外科、生物学这些基础课程。更重要的是，亨特每天剖尸、扎鹿的举动，让小詹耳濡目染：科学需要奇思妙想，但更需要脚踏实地的实验，去验证你的每一个奇思妙想，这才是对自己、对患者真正的负责。

和亨特的暴脾气不同，小詹性格慢悠悠的，但两人私下特别投缘，因为他们有个共同的爱好——喜欢研究自然万物，这在当年其实是一门学科，叫博物学，代表人物有达尔文。如今市面上只要写到小詹的传记，都会提到一句：“小詹热爱大自然”。

但正如作家朱石生所说：“那个时候，一个外科医生能跟亨特学习两年，大致相当于如今一个农学院学生跟袁隆平先生学习两年。”这履历，已足够让小詹毕业后在伦敦谋个肥差，可他偏不。

他不喜欢伦敦的喧嚣。他要回家，继续开他的乡间小诊所，当他的乡村小郎中。而除此之外，更重要的原因恐怕还在于，“乡村郎中”这份职业能确保他衣食无忧之余，还有不少闲暇，让他尽情地热爱他的大自然。

小詹的“诗和远方”，就是每天穿梭在乡间，不紧不慢地给乡亲们看看病，再顺道琢磨一下林子里的兔鸟虫鱼。

除此之外，他还热爱音乐，会吹笛子，拉提琴，甚至组了乐队。遇到新鲜好玩的事，如热气球，他都忍不住试试。也因为追自己做的热气球跑了16公里，追到坠落点的时候，遇到了当地庄园主的女儿凯瑟琳，然后又开始追凯瑟琳，追了4年，把她变成了自己的老婆。

女模特的秘密

但估计是回家太过悠哉，又或是“知行合一”确实需要时间，回乡没两年，小詹就把在老师那里耳濡目染的“实验思维”忘光了。

1775年，他对刺猬冬眠的问题有个猜想，可又不确定是否可行，就写信问亨特意见。

没想到的是，老师在信里就直接“开骂”：“你为什么要问我？为什么要在意我怎么‘认为’？你直接就可以开始实验，检验你的想法！”被骂醒的小詹，又继续他的新研究。

1793年，亨特去世。似乎也是出于这个原因，小詹对动物的研究激情也随之淡去。

他开始对一个新问题着迷：天花。

在小詹生活的18世纪，每天死掉的孩子里有1/3是因为天花。

不知道“瘟疫之王”天花有多可怕的，我们来补补课：

死的多：曾横行2000多年，全球超过3亿人因它而亡（和人类历次因战争死亡的总人数差不多）。

死得惨：患者死前将经历“全身长满黄豆状疱疹→高热，痛痒难忍→皮肤脱落，全身出血”，即使侥幸活下，也几乎毁容，甚至失明、失智。

更恐怖的是，它还经空气传播，且无药可治……

另外，这几年在新闻中出现的猴痘，就和天花属于同一家族，即痘病毒科的正痘病毒属，这也是猴痘为什么广受关注的原因。当然，猴痘的临床过程远不及天花那样可怕。

当时，预防天花的办法是种“人痘”，这也是我们中国人的发明：我们的先辈发现，得过天花的人就不会再得天花了，于是，他们让健康人沾上少量天花患者的脓液，使其得上一场“迷你”天花，从而就对天花产生了终身免疫。这个做法传到国外，被纷纷效仿。

人们发现，这种人痘接种术好是好，但仍有2%的概率让接种者真的染天花死掉，甚至引发新的疫情。

而“种人痘”恰恰也是小詹在乡下的主要业务之一。搞接种20多年，少不了遇上几个“死在自己手上”的孩子。很多人说医生看死人多了，就会麻木。但小詹不是，他总想把这接种术再改改，让死的人再少些。

小詹的家乡在英国西部的伯克利，养牛的人很多。在乡间行医的他时不时就听说，谁要是得过牛痘就不会得天花。

他甚至听说画家找裸体模特都爱用挤奶女工，因为她们身上光洁无坑。在那个天花横行的年代，一个女孩如果全脸

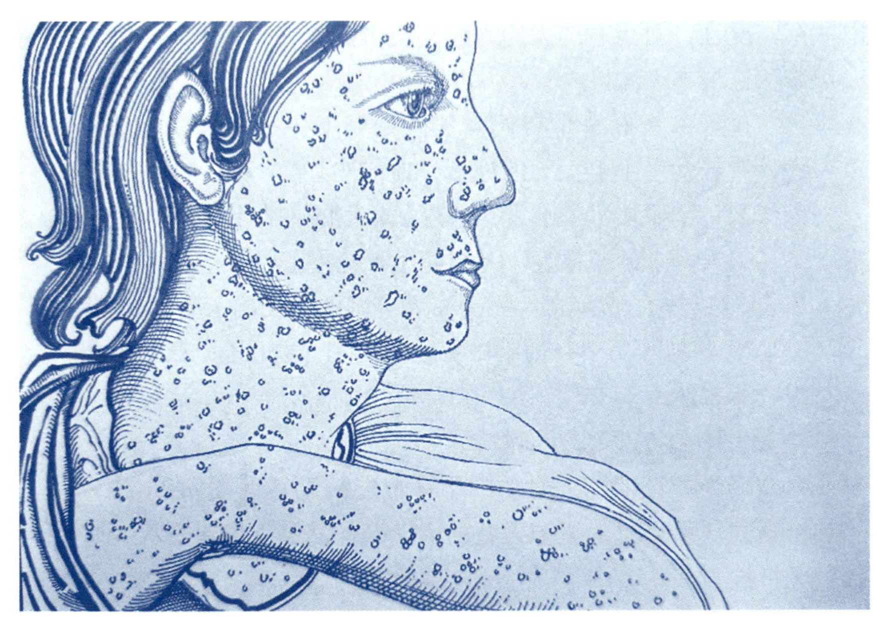

患牛痘疱疹的女性

全身没一个天花留下的麻子，可就是稀有的美女了。

此时小詹的脑海里，大概又响起了亨特老师的声音："光听说有什么用？牛痘能防天花到底是不是真的，能不能被大家认可，你得有证据，你得验证！"

但天花这东西，做实验有个难点：动物不会得天花，所以没法先做动物实验，只能直接找人。

突破：女工手上的疱疹

小詹先是找了 15 个之前得过牛痘的人，给他们接种人痘，发现接种反应确实比没得过牛痘的人轻。

但即使牛痘真能做天花疫苗，这种疫苗又如何大量生产？况且，对当时的人们来说，把牛身上的东西种到人身上来，这根本无法接受！

这天，正好有个挤奶女工萨拉染上牛痘，来找小詹看病。看着女工手上豆大的疱疹，他突然心生一计：牛痘疫苗为什么一定要从牛身上弄，从得了牛痘的人身上弄也行啊！

但人身上的“牛痘”一样能做天花疫苗吗？

“勿空想，多实验”——亨特老师的话又响了起来。

说干就干，小詹找来家里老园丁的儿子，8 岁的詹姆·菲普斯。

为什么找这个孩子呢？

因为要证明“人身上的牛痘也能抗天花”，就必须找一个真的从没得过牛痘和天花的人，确保其身上原本对天花毫无抵抗力。

而老园丁的儿子小菲，那是在小詹眼皮子底下长大的，他能打包票这孩子确实没得过牛痘和天花。

1796 年 5 月 14 日，小詹从挤奶女工的牛痘疱疹里取出脓浆，再划破小菲的手臂，将脓浆涂入，完成接种。

7 天后，小菲开始出现轻微的淋巴肿胀与发热，到了第 10 天，就全好了。整个表现与直接从牛身上感染牛痘并无区别。

一个半月后，小詹给小菲接种天花人痘，除了伤口有轻微炎症反应外，并未出现任何异常。而这也是人类历史上第一次用科学试验证实：牛痘接种术确实可行。

论文遭拒，乡村郎中挺进伦敦

随后，小詹将自己的研究写成论文，但却遭到英国皇家学会的拒绝。

但咱也不能说皇家学会昏庸，毕竟，用动物“毒液”给人类接种，这么前沿的概念，仅仅十几个受试者，确实不足以证明其安全性。

小詹也深知这点，他没有抱怨，老师的“勿空想，多实验”，他还记着呢，十几个实验不够，那就再做多些。

两年后，1798 年，天花再次在当地暴发，他顺势又做了一系列试验与改进。

也许是在新一轮的试验中，小詹密集地接触了太多天花患者，他对天花的事又多了一份急迫感。

新一轮的研究报告完成后，他没给皇家学会投稿，而是直接自费印了一本小册子。

作为一个原本岁月静好、与世无争的乡村郎中，他竟然决定要为天花疫苗的事，离开家乡，带着这些小册子去往伦敦，求助社会各界。

后来，在有识人士的帮助下，小詹的牛痘疫苗终于得到了当时英国国王乔治三世的重视。在一年半的时间里，英国天花死亡人数骤降三分之二。

1840 年，英国立法为所有国民免费提供牛痘接种，随后，欧洲各国纷纷效仿，并最终在全世界范围得到推广。

1980 年，天花在全球被彻底消灭。

他又回家了，破产的晚年……

故事讲到这里，许多人大概已经猜到，小詹，其实就是著名的免疫学之父：爱德华·詹纳。某某之父这样的头衔听上去很高端，但真实的詹纳的一生，其实非常平凡，晚年甚至还有些落魄。

牛痘疫苗的推广梦实现了，詹纳去哪了？

他又回家了。

有人叫他留在伦敦开诊所赚大钱，有人劝他对牛痘疫苗申请专利收专利费，他都拒绝了。

一方面，他觉得收专利费不利于疫苗推广，会让穷人打不起。另一方面，詹纳的一生，对金钱与名望似乎总有种莫名的恐惧与敬畏。

他似乎总觉得钱够用就好。名利这东西，多了就是把双刃剑，他不想为多余的事分心。

回到老家的詹纳已是个名人，本想回乡图个清静，收拾下自己后院的石屋，静心读书看花养鸟。

谁知家里隔三岔五就有乡亲上门，想让这位“最正宗”的接种大师为自己接种牛痘，家中人满为患，以至于他只好将后院的石屋改名“牛痘殿堂”，专门来做接种间。

没几年，詹纳破产了。

因为天天忙着免费接种、没空行医，失去收入的他，还自掏腰包请了三个秘书，处理每天从世界各地寄来咨询他疫苗问题的书信。

甚至在得知一艘去往东方、载着牛痘疫苗和自己著作的船只神秘失踪后，他还自费 1000 坚尼包船重运（当时的 1000 坚尼足够买两栋庄园了）……

好在后来英国国会对他提供了补助，因牛痘受益的南亚人民为他在民间募捐，各国君主还给他送来各种钻石珍珠。

1810 年，詹纳的儿子死于肺结核，他的精神大受打击。

1815 年，太太去世，令詹纳陷入极度消沉。

1823 年 1 月 25 日的早上，女佣发现詹纳倒卧在地板上。意识模糊，右边手脚无法移动，显然是脑卒中了。

小菲，就是当年第一个接种牛痘的孩子，立即夺门而出，四处求救。

但病情发展得太快，第二天凌晨 2 点，詹纳停止了呼吸，享年 73 岁。

按詹纳的业绩，他本该被葬在城里有名的教堂。但那里的安葬费贵，他留下的遗产不多。亲友也知道他此生最爱和他太太待在一起，就将他葬在家乡，与他太太相守一方。

墓碑上的字，他生前就已经拟好，上面写着：皇家外科医生协会会员爱德华·詹纳，生于 1749 年 5 月 17 日，卒于 1823 年 1 月 26 日。这行字下面，他还特意加了一个批注："后面一个字都不要加"。

略长但有必要的说明

詹纳并不是第一个尝试接种牛痘的人，早在他给小菲接种的 22 年前，就曾有一个农场主为自己的家人接种过牛痘(詹纳给菲普斯接种前是否得知此事，我们无从得知)。

但詹纳是第一个带着科学思维对"牛痘接种术"进行实验的人，虽然他设计的实验及调查离现代医学研究标准仍有差距，但在遥远的 18 世纪，几乎完全靠自己将牛痘接种从经验医学带入科学范畴，已是一项创举。

正如作家朱石生所说，"掌握一种技术是一回事，能让这种技术真正造福千万人是另一回事，詹纳做的正是后面这一桩事情"。

牛痘与中国：1803 年，西班牙的一支船队带着 22 个携带牛痘的孤儿远航，先后到达秘鲁、古巴等多个西班牙在美洲的殖民地区，开展免费接种。

但回程中，这支船队却突然偏离航线，登陆了咱们中国的澳门与广东，在当地提供接种服务。这大概是因为詹纳在自己的论文中曾一再强调，中国是接种术的发明国，他非常希望自己的牛痘接种术能回馈中国。

可惜的是，当时的清朝政府对此似乎并无兴趣，一直等到中华人民共和国成立后，牛痘接种才在全国得到推广，我国于 1961 年 6 月彻底消灭天花。

天花是世界上第一种、也是目前唯一一种被人类根除的疾病，而牛痘接种术的普及也带动了医学界对免疫预防的深入研究和推广。

本文很多情节与思路来自朱石生先生的《天花旧事——詹纳与牛痘接种》一书，特此感谢。

疾病卡片：天花

天花是由天花病毒引起的烈性传染病。

- 病原体：天花病毒。
- 临床表现：高热、乏力、头痛和背部疼痛，红色斑疹、丘疹、疱疹、脓疱、凹陷性瘢痕等。
- 传播途径：经空气飞沫传播是主要传播途径，也可经污染的尘埃传播，间接接触被天花患者污染的物品也能被传染，除呼吸道外，天花病毒也可自皮肤破损处侵入引起传染。孕妇患天花时，可经胎盘感染胎儿。

• 流行情况：在未推行普遍种痘前，天花曾在世界广泛流行，任何国家均受侵袭。推行普遍种痘后，天花发病率明显降低。1980 年 5 月 8 日，世界卫生组织宣布在世界范围消灭了天花。

• 预防：接种天花疫苗。

• 治疗：目前尚无特效药，主要是对症治疗，包括维持水、电解质平衡，防止继发性感染，通过药物缓解疼痛和发热等支持性治疗。

（严媛　马起山　武南）

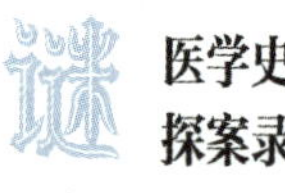

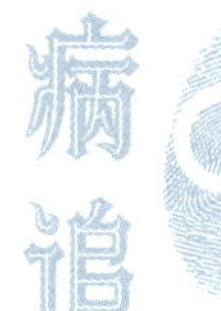

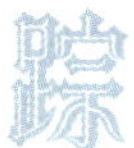

谜病追踪

医学史
探案录

The Disease Detectives

Cases in Medical History

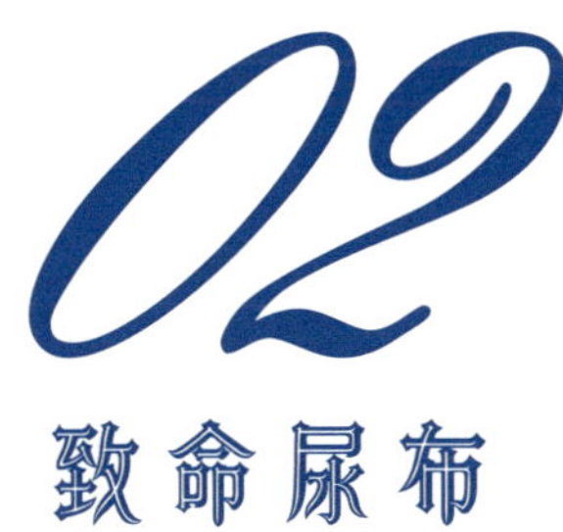

致命尿布

1854年8月28日，星期一。

凌晨6点，又过了一个闷热难挨的夏夜，伦敦城里的居民还想多睡会儿。

路易斯家不满6个月的小女婴开始又吐又拉，大便呈绿色水样，喷射状，味恶臭。

母亲莎拉赶忙托人去请医生。趁女儿还睡着，莎拉蹑手蹑脚地走进宽街40号的地下室，将刚刚洗完尿布的温水倒进粪坑。

一场伦敦噩梦，就此拉开。

喷“米汤”的蓝色干尸

星期三，同住在宽街40号的裁缝老G觉得胃不舒服，他以为是食物中毒。

而到了星期四，老G开始喷射性呕吐，并不断排出带白色颗粒的米汤样大便。

星期五早上，他的脉搏已经微弱到诊不出来。

人还活着，肉体却已经“脱水”成一具蓝色干尸。

皮肤发皱，眼窝深陷，脸上仿佛戴着一张蓝色的粗糙皮革面具，只剩一双眼睛还直瞪瞪，就像是恐惧中的灵魂，在透过一具尸体向外张望。

下午 1 点，老 G 死了。

而在他病发的 3 天里，整条宽街已有数百人“腹泻至死”。

在 19 世纪初的 40 年间，这种不明源头且难以治愈的瘟疫，已造成了上百万人死亡。

地图上的死亡怪圈

当时的人都认为瘟疫是神的处罚，是土壤中大便和尸体散发出的有毒瘴气侵害了人体。

一位住在宽街西南方向的居民对瘟疫关注了 6 年，却一直对这种“瘴气说”充满怀疑。

他叫约翰·斯诺，本职工作是一名麻醉医生，我们叫他老诺吧。

老诺听说此次瘟疫就在附近，于是傍晚时分从家中出发，大步走过空空如也的街道，直奔瘟疫的中心地段，挨家挨户地走访。

为了方便研究，他将各家的死亡人数记录在一张地图上。

地图画完后，他却在上面发现了几个奇怪的现象：如果是空气传播，死亡范围应该是一个圆。

但地图上的轨迹却七拐八歪，为何死神会莫名地漏过几栋人数众多的房子？例如，北边挤着 500 多个穷人的济贫院，西边有 80 多个工人的啤酒厂……

居民区的幸存者基本以寡妇、老人为主，这和政府一直宣扬的“穷人容易得病，因为穷人脏”的论断完全相反。

惨死的寡妇

当老诺在查看伦敦其他区域的死亡名单时，在离宽街很远的一条街上，一个叫苏珊娜·埃利的寡妇引起了他的注意。

她是这条街上死于瘟疫的第一人。

两天内，家里的仆人、侄女相继死去，但除此之外，方圆几里再无人患病。

苏珊娜的病是哪来的？为什么得病的只有她家？

老诺突然想到，宽街上有个死伤惨重的工厂，老板也叫埃利。

一打听，苏珊娜·埃利竟是埃利兄弟的母亲。

访谈中，两兄弟谈到，为了体恤母亲，两人会定期给她送去宽街井水，而母亲就是在他们最后一次送水后病倒的。

而当老诺继续沿着“水源”这条线调查时发现：

- 北边挤了500多个穷人，却几乎无人患病的济贫院有自己的独立水源。
- 啤酒厂的工人几乎只喝啤酒，不喝井水。
- 寡妇、老人幸存者多，是因为她们年老虚弱，独自居住，没力气打宽街井水。
- 离宽街较远的十字街，死去的十几人中，有4人来自同一个家庭，父亲酷爱宽街井水，发病前一晚还托儿子半夜去打水去热……

星期二的调查结束时，老诺发现星期一死去的 83 人中，只有 6 人与宽街井水无直接关联。

但在饭后与附近咖啡馆老板的一次聊天中，他再次找到这 6 人与宽街井水的联系：6 位死者发病前都曾到过这家咖啡馆，并且都点过一种叫冰冻果子露的新型饮品。

这款饮品好喝的秘诀就在于，使用了甘甜的宽街井水调制。

老诺已经有充分证据证明：宽街水井就是这次不明原因污染的来源；而污染的源头，很有可能是瘟疫患者的体液。

牧师的质疑

星期四，老诺在地区会议上公布了自己的发现。理事会并不相信，宽街井水一直以清澈甘甜著称，怎会有毒？

但在确凿的证据面前，他们哑口无言。

星期五，也就是 9 月 8 日，宽街水泵的把手被拆下，瘟疫逐渐得到控制。

但在事后，当地一位牧师提出质疑：如果是患者体液污染了水源，随着患者增多，井水也应该越来越“毒”！

但为何在星期一之后，拆除水泵之前，宽街的发病人数就已经下降？

11 月，街道对宽街水井的一次检测结果，解开了他的疑问。

调查发现：水井“未与任何排水管、下水道相连，不存在有大量污物进入水源的可能”。

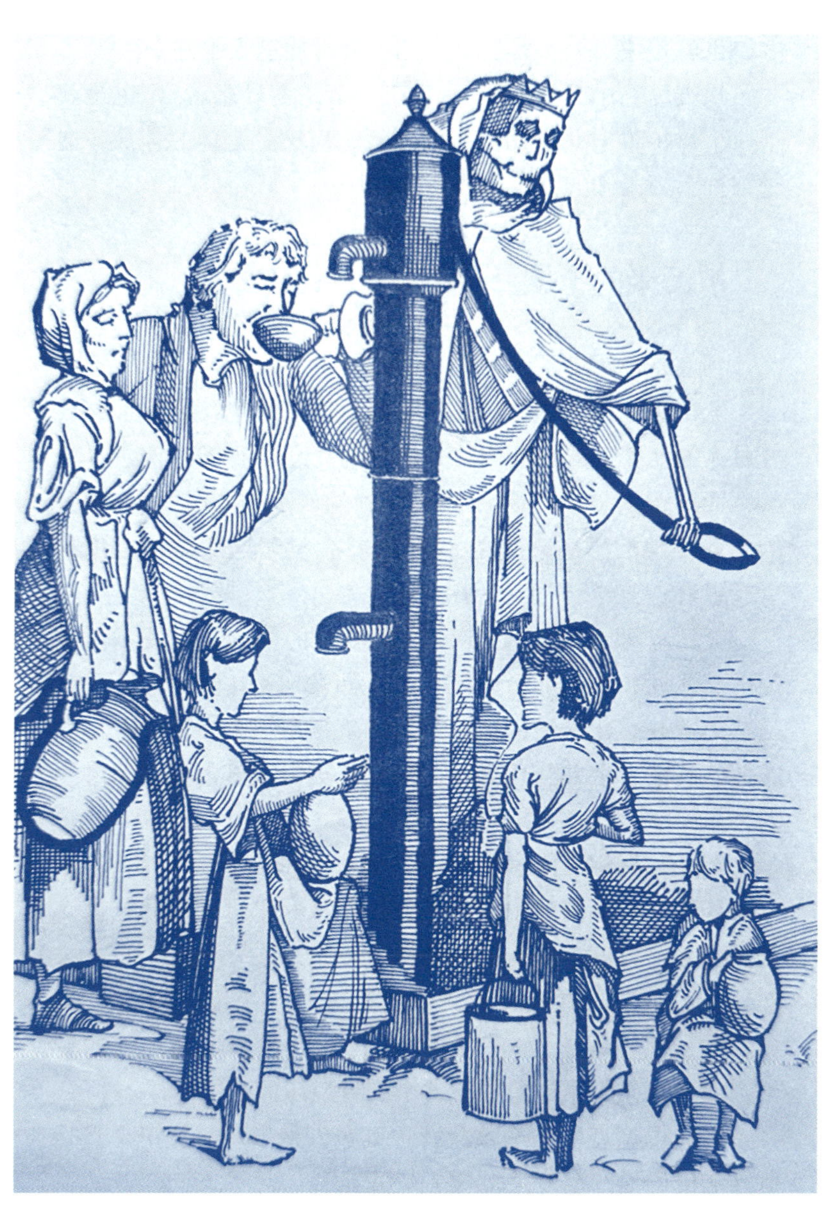

宽街水井给伦敦人口带来的威胁如同死神

也就是说，并不是所有人的体液都能进入水井。

根据流行病学的说法，存在一个“零号患者”，也是就第一个得传染病并开始散播的患者，应该就是他的体液，通过某种不为人知的方式进入了水井……

被污染的土壤

到底是谁污染了水井？

宽街医疗档案中的一条信息引起他们的注意：“9月2日，五月大的女婴，死亡前四日开始腹泻，衰竭而死”。

而这个女婴，正是在开头提到的，宽街40号，莎拉家的女儿。她的患病时间是8月28日，早于这次宽街瘟疫的所有患者。

老诺立即召集工人检测宽街40号的粪坑，也就是莎拉倒洗女儿尿布水的那个粪坑。工人们发现：化粪池外不远就是宽街水井。化粪池内堵塞严重，现场不堪入目，扒开早已腐坏的砖墙，水井与化粪池之间的2英尺土壤内浸满了渗漏的大粪……

至此，真相大白。

莎拉女儿体内的瘟疫病菌，正是从这里进入水井，进入宽街乃至伦敦近千人的肠道中。

9月19日，在女儿死去后的第17天，她的爸爸，一位年轻的警察也死于瘟疫。他撑了11天，最终还是把他的妻子，一个人孤零零地留在了这个满目疮痍的街道。

在这场瘟疫中，伦敦共有1万多人丧生。而这正是当时世界上最可怕的瘟疫之一——“霍乱”。

“烧开”的大粪

但即使如此，老诺的发现仍然没能改变当时社会的主流认知。

《柳叶刀》甚至公开嘲讽他执迷不悟：“他对水井的爱好走得太远了，已经掉井里爬不出来了”。

直到 1858 年那个酷热的 6 月，泰晤士河的温度飙升到 40℃，河里的大粪仿佛被烧开一般，恶臭盈天，弥漫全城，史称“伦敦大恶臭”。

但在统计当月死亡人数时，政府却发现各项瘟疫死亡率竟和往常一样，这完全打脸了他们一直坚持的“越臭病越多”的瘴气论。

如果老诺知道了，一定会立马写份报告，再次证明他的观点。

但他没机会了。

6 月 10 日，正当大恶臭在泰晤士河上演绎得如火如荼之际，老诺在办公室修改论文，突发脑卒中去世，时年 45 岁。

而《柳叶刀》的讣告中只是轻描淡写地说他是一位著名医师，丝毫没提到他对霍乱的贡献。

好在，在大恶臭的刺激下，伦敦政府终于开启了一项 19 世纪最伟大的工程：耗时 6 年，建设总长度为 1800 英里的伦敦下水道系统。

1897 年，英国首次使用氯气给水管网消毒。

自此，伦敦再也没有受过霍乱的袭击。

160 多年后，伦敦宽街已经大变样，只有一家酒吧留存至今，只是名字变了，叫“约翰·斯诺”。

在酒吧的门前，有一口缺了把手的黑色水泵。

就是这口小小的水井，推动了整个伦敦，乃至世界的改变。

死因猜想

2013 年，《柳叶刀》特别刊登讣告更正，对老诺做出的贡献表示认可和表彰。

老诺为何会怀疑瘴气说？因为他此生最伟大的研究除了霍乱，还有麻醉。

约翰·斯诺是第一个发明麻醉仪器的人，也是第一个给产妇做无痛分娩的人，并且那位产妇还是位名人——维多利亚女王。

而当时麻醉用的是什么，是乙醚。乙醚其实和瘴气差不多，也是一种有毒、闻起来有刺激性气味的气体。因此，一个平时就玩瘴气的高手，怎么会相信瘴气说呢？

对于老诺的死，坊间一直猜测，老诺是因为在研究中吸入了太多乙醚才英年早逝。

毕竟他对乙醚麻醉的研究方法常常就是：自己算着剂量吸入一点，看看时钟，晕倒，醒来以后再看看时钟自己晕了多久……

老诺出身贫寒，14 岁做外科学徒，23 岁独自步行 200 英里（约 322 千米）来伦敦学医，功成名就后对上流社会的诱惑毫无兴趣。真正吸引他的，一直是医疗界那些悬而未决的问题。

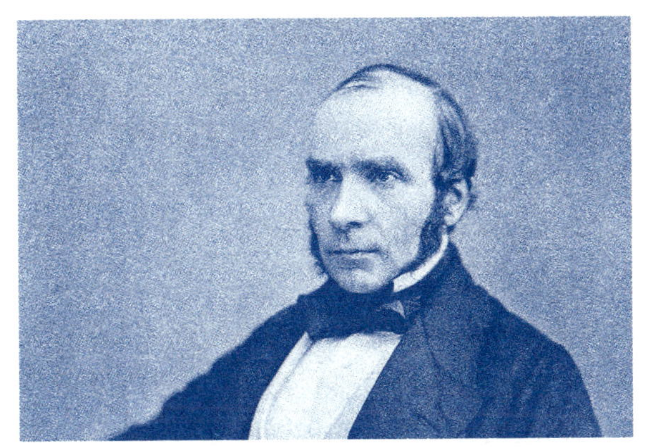

约翰·斯诺医生

隐身的福尔摩斯

和老百姓聊天、画地图、看数据，详细记录疾病在人群中的分布，福尔摩斯般地分析其内在规律。就是靠这种方法，约翰·斯诺挽救了无数生命。

他是世界上最早使用流行病调查研究方法的人，被誉为“流行病学先驱”。哪怕在科技如此发达的今天，流调工作依然在以这种传统的方式继续。

在160多年前的那场瘟疫中，老诺以一己之力查出霍乱元凶。如今，无数疾控人依然奔走在前线，像先辈约翰·斯诺一样，依靠着专业的知识和敏锐的大脑，抽丝剥茧，追踪传染源，第一时间切断传染链条。

没人知道下一场瘟疫在什么时候暴发。但毫无疑问的是，在一次又一次与瘟疫斗争的过程中，总有这么一群人挺身而出，为守护公众健康时刻准备着。

需要补充关于约翰·斯诺的几个小细节。

1. 老诺一开始就怀疑是水的问题，但苦于没证据，不敢公开，他日常爱喝开水，而那时大家都喝生水，所以过去爱喝茶的人更长寿。

2. 那个质疑老诺的牧师叫怀特，后面帮了老诺很大忙，两人从对头变为好友。

霍乱暴发后很多人跑了，老诺能调查到人数很少，样本量不够，不具有说服力，怀特作为牧师和居民更熟，他走访整个伦敦，连逃到其他城市的居民他都写信去问，最终追踪到宽街 497 户住户的信息，这个数字超过了宽街霍乱前的一半人口。

最终的调查数据证实了老诺的结论：饮用宽街井水的居民患霍乱的概率是没饮用的 6 倍。

3. 虽然老诺当时没能立即说服政府，但他的“死亡地图”却在民间火了，当时凡是有关宽街霍乱的记录，都会附上这份地图。

而无论政府如何狡辩，即使不识字的素人也能从这张图里一眼看懂水井与霍乱的关系，推动了民间对“霍乱是水源性疾病”观点的接受，开始注意饮水安全。

疾病卡片：霍乱

霍乱是由霍乱弧菌引起的急性感染性腹泻病，是我国法定的甲类传染病。

- 病原体：霍乱弧菌。

• 临床表现：人感染霍乱后主要症状为呕吐和水样的腹泻，每日数次至数十次，多伴喷射性呕吐。部分病例因为持续的呕吐和腹泻，可能出现脱水、循环衰竭、肌肉痉挛及尿毒症等症状，并可能伴随急性肾衰竭、急性肺水肿等严重并发症。若不能得到及时的、正规的治疗，重症病患可在12～24小时内死亡。

• 传播途径：经水传播、经食物传播、经生活接触传播、经媒介昆虫（苍蝇）传播。

• 流行情况：19世纪初至今已引起7次世界性大流行。近些年来，全球霍乱，尤其是在非洲、南美洲和亚洲，流行更趋严峻。

• 预防：五要，即饭前便后要洗手、海鲜产品要煮熟、隔餐食物要热透、生熟食品要分开、出现症状要就诊；五不要，即生水未煮不要喝、无牌餐饮不光顾、腐烂食品不要吃、暴饮暴食不可取、可能被污染且未消毒物品不要碰。

• 治疗：目前尚无特效治疗药物，主要是进行对症处理，及时补充水及电解质，辅以抗菌治疗。怀疑感染霍乱者要及时到正规医疗机构就诊。

（严媛　马起山　武南）

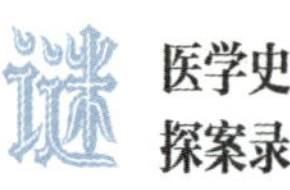

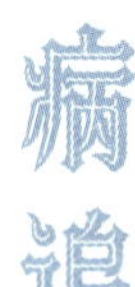

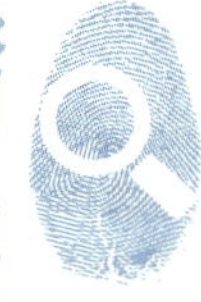

追

The Disease Detectives

Cases in Medical History

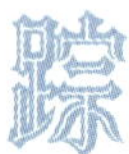

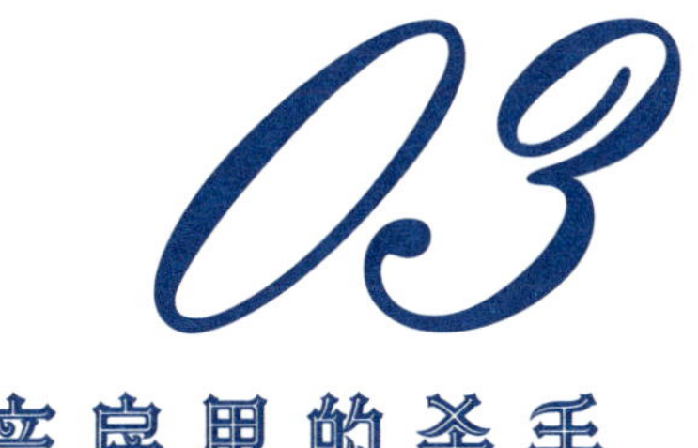

产房里的杀手

19 世纪的维也纳医院里，有间诡异的“第一产房”。

凡在这间产房生过孩子的产妇，有 30% 都会离奇死亡，而同院的“第二产房”，死亡率却只有 1%。发病的产妇先是没来由的呕吐，之后便开始高热，心慌，这时医生通常会过来看看她们的肚子，再凑近闻闻床单上的分泌物。

接着，便叫护士把孩子抱来给产妇看。因为他们知道，这位母亲很快会经历发热寒战，尿液发黑，下体腐烂，肚子会像气球一样渐渐鼓胀，手指轻碰一下都剧痛难忍……

医生们对此束手无策，只能看着这些母亲在寒战与腹痛的交替折磨中嚎叫昏迷，凄惨离世。

在当时，他们管这种病叫产褥热。

2679 具女尸

19 世纪的欧洲，解剖学盛行，每个医生都很熟悉这种因产褥热死亡的尸体：尸体还未打开，就能闻到一股恶臭，第

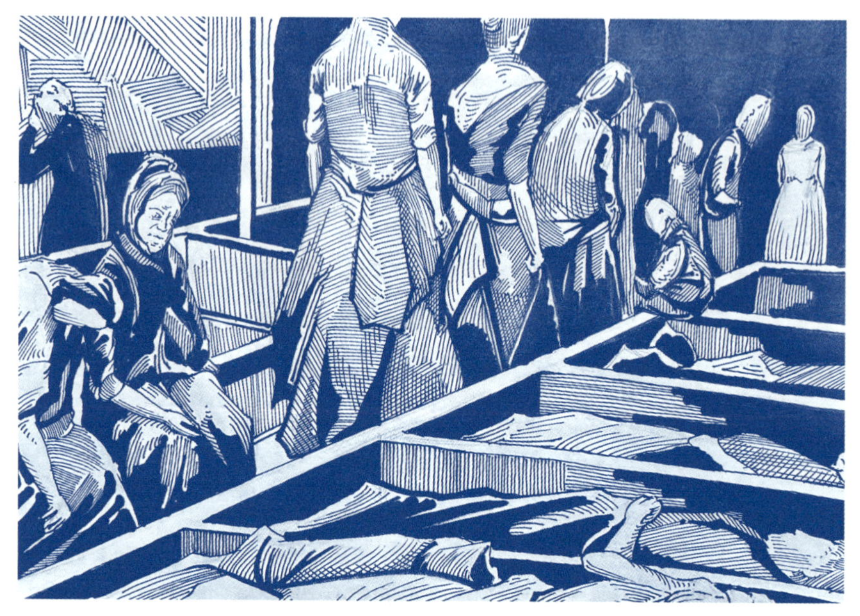

产褥热

一次来的实习生往往会呕吐。

解剖尸体发现，腹膜通常已变厚长毛，体内随处可见各种白色及变色脓液，子宫和外阴像被棍棒打过一般，充满糜烂的液体和气泡，指尖轻轻一压，皮肤就会像烂报纸一样皱成一团……

而在这些尸体的脸上，你也丝毫看不到任何“安详”：这些年轻的母亲在几天之内迅速衰老，刚刚经历过新生命喜悦的脸颊已深深凹陷，一个个都是受尽磨难的样子。

但比死亡更可怕的是，无人知道这种可怕的病症是如何造成，又该如何治疗。

而更令医生匪夷所思的是，由专科医生负责的第一产房，产褥热发病率会远远高过由普通助产师负责的第二产房。

据记载，仅在1846年，第一产房就有451名产妇因产褥热死亡，而第二产房只有90名。

6年间，院内共有2679名母亲因此丧命。

痛不欲生的年轻医生

维纳斯医院当时有个医生叫塞麦尔维斯，很年轻，才27岁。他当时负责的，正是这个被人们称为“产妇屠宰场”的第一产房。

塞麦尔维斯虽然年轻，但同理心却很强。他在日记里写道：“第一诊室的高死亡率让我痛不欲生，看着患者死去，我却束手无策，这样的生活还有什么意思！”

为此，他开始细心研究两个产房的不同：从通风设备，宗教仪式，到接生流程，甚至让医生模仿助产士的接生姿势和动作……

可第一产房的死亡率也毫无改变，塞麦尔维斯好像一无所获。

在病房找不到答案，塞麦尔维斯转而梳理医院里产褥热的变化，他发现产褥热发病率并非一成不变，而是有过三次明显波动。

而耐人寻味的是，这三次变化都和他的上司克雷恩有关。

上司的新政

克雷恩在上任后，推翻了很多前任的教学方法。

其中最关键的一点，是直接让学生进了病房：

- 1822年，他在教学中废弃木制模型，让学生直接解剖产妇尸体。这一年，产科病房的发病率从原来的 1% 增长到了 7.5%。

• 1833 年，产科规模扩大，分成了第一产房和第二产房，统一由医生与助产士共同负责，两个产房的死亡率并无区别，都是 7.5%。

• 转折发生在 1839 年，克雷恩推出了一个新政，将第一产房用作产科教学单位，专供学生使用。

学生和医生不同，他们常常是先去解剖前一天死亡的产妇，再到产房为产妇检查和接生。也就是说，学生都是先碰了尸体，再去碰产妇。

而就在这一年，学生常去的第一产房，死亡率由之前的 7.5% 上升到了 25%。而第二产房的死亡率却没有明显变化。

但即使如此，塞麦尔维斯也无法把问题定论在医学生上。

原因是当时助产士的入学标准很低，许多人连中学都没毕业，随便培训几个月就直接上岗，而医学生则需苦读数年，无论是理论还是实操，应该都比助产士专业很多。

教授之死

正当他苦思冥想之际，医院里发生了件怪事，一名产科教授离奇死亡。这名教授是个男的，但死前症状竟然和产褥热一模一样。

而死前，他在解剖一具产褥热尸体时，不小心割破过手指。

刹那间，塞麦尔维斯半年来思考的各种数据，似乎有了答案：凶手，就是医生的双手。

在 19 世纪，开膛破肚这么高危的事，医生们没口罩、没手套、没手术服，也不怎么洗手，常常是穿着西服就徒手操作。

为了验证自己的推论，他要求所有医护人员术前用漂白水反复洗手，还将医疗器械、绷带用漂白水严格消毒。

那一年，第一产房的产褥热病死率降到了 0.19%。

他赢了，但也疯了

然而当塞麦尔维斯将自己的发现公布于众时，却遭到医学界的疯狂质疑。他们觉得医生是治病救人的绅士，他们的手怎么会害死患者？

他的上司克雷恩更是容不下他。塞麦尔维斯的发现，无疑是在证明：第一产房居高不下的死亡率，都是拜他所赐。

在那个细菌尚未被发现的年代，塞麦尔维斯无法用科学解释洗手到底意味着什么。

悲愤之下，他只能回到家乡，听闻小镇上一所医院产褥热暴发，主动提出去做免费的产科医生，继续推行洗手。在他的坚持下，产妇死亡率下降到了非常低的水平：0.85%。

即便如此，塞麦尔维斯在医院依旧被看作是有洁癖的怪人，领导嫌他的“洗手消毒”政策浪费经费，他写的书被人抨击，投出去的论文遭医学期刊拒稿。

他开始出现精神失常，在一次会议上，会议主席就某个问题询问塞麦尔维斯的意见，他却像没听到似的，突然大声朗读起助产士誓言。

人家都觉得他疯了，妻子只好把他送到疯人院。

沉冤得雪

一个月后，47 岁的塞麦尔维斯试图从疯人院逃跑，遭到守卫殴打，最终死于自己抗争了一生的疾病——右手严重的细菌感染（产褥热也是由细菌感染引起的）。

而令人唏嘘的是，就在他去世的同年——1865 年，微生物学家巴斯德在桑蚕叶上第一次发现了病菌的存在。1867 年，外科消毒法的创始人李斯特用科学实验证实“缺乏消毒是手术后发生感染的主要原因”。

在接下来的 10 年间，术前洗手消毒的普及，整个欧洲的术后死亡率从 45% 降到 15%，挽救了亿万人的生命。

2005 年，世界卫生组织将每年的 10 月 15 日定为“全球洗手日”，倡导全世界用肥皂洗手。

在塞麦尔维斯的日记里，曾有过这样一段话：“回首往事，我只能期待有一天终将消灭这种产褥感染，并用这样的快乐来驱散我身上的哀伤。”

疾病卡片：产褥热

• 病原体：一般发生在产后 6 周内，因致病微生物入侵生殖道引起的局部感染或全身感染。包括各种细菌、支原体、衣原体等。

• 临床表现：主要症状为发热、疼痛和产后异常恶露等。

• 感染途径：可能为消毒不彻底或被污染的手术器械、衣物，以及临产近生产前的性生活等。也可能是产妇机体抵抗力和免疫力下降时，导致寄生在正常孕妇生殖道内的病原体数量增加引起感染。

• 预防：加强孕期保健，注意均衡营养，增强体质，临产前 2 个月避免性生活及盆浴。医护人员应严格无菌操作，同时减少不必要的阴道检查或手术操作，避免产道损伤、胎膜早破等。

• 治疗：主要以抗生素治疗为主，原则上给予患者足量、有效的广谱抗生素，若患者存在脓肿或残留感染组织，应积极清除感染源。

（严媛　马起山　武南）

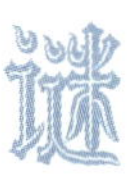
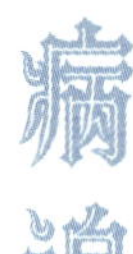
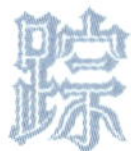

医学史
探案录

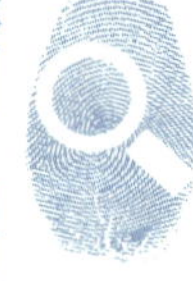

The Disease Detectives

Cases in Medical History

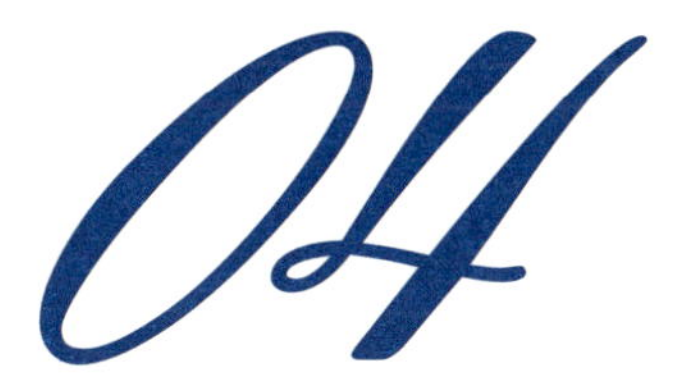

狂犬病与神秘公式

一位母亲满脸愁容，她 9 岁的儿子貌似快没命了。

这个男孩叫梅斯特。2 ～ 3 天前，他被一条发狂的狗咬伤手上、腿部、胯部，一共有 14 处伤口。若不是在附近工作的泥瓦工及时赶到，将狗打死，小梅斯特则会被这条狗撕碎。

19 世纪的欧洲，狂犬病广泛流行，人们曾尝试“以毒攻毒”——吃疯狗的肝脏，或者是用烧得通红的烙铁灼伤口。

这些极不科学的方法不仅没有用，还让人遭受双重痛苦。

小梅斯特的妈妈虽然是一位没读过书的农妇，但她知道要救自己的孩子，绝对不是靠“偏方”。在四处打听之下，她一路风尘仆仆带着小梅斯特，找到了巴斯德——“被疯狗咬伤只能等死。我听人说，就您这儿有办法，指不定能救孩子。我愿意试，出事不怪您，您就试试看吧。”

当时，没有人知道，狂犬病的历史即将在这里被定义，也无人预料，巴斯德即将成为改写小梅斯特命运的“救世主”。

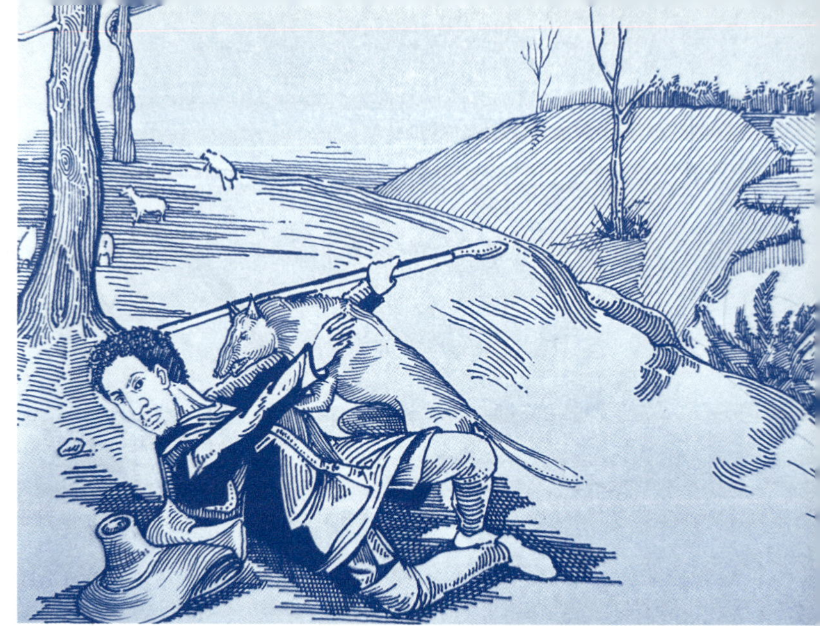

19 世纪，狂犬病在欧洲广泛流行，人们很可能因疯狗、狐狸和狼咬伤而染病

被人嘲笑不懂医学

当看到满身伤痕的小梅斯特时，巴斯德与这位母亲感同身受，因为他的 5 个孩子中，也有 3 个因传染病早夭。也正是失去孩子的伤痛，进一步激发了他对于疾病起因的探索。

这位化学家到底有多了不得，能让小梅斯特的母亲不远万里找上门?

说实话，当时坚持“微生物致病说”的巴斯德，其实是备受嘲笑的。

在 19 世纪，人们对细菌和病毒的认识十分有限。他们不相信微生物能够让人生病，也不知道病毒的存在。

“微生物比灰尘还小，还没嘴没牙，怎么可能伤人？”但一次实验室的意外，让巴斯德从化学跨界到现代医学。

1878 年，在研究鸡霍乱时，助手误将过期 2 周的毒液注射给了鸡。可没想到，鸡在被注射后，只出现了一些轻微的霍乱症状，之后便逐渐康复。

助手以为自己犯了大错，赶紧再用新鲜毒液注射鸡，但更让人惊讶的事发生了：之前打了过期毒液的鸡非但没死，还都活得好好的，而没打过期毒液的鸡却都死了。

巴斯德立刻想到英国村医詹纳。1796 年，詹纳用牛痘疱疹的浆液给人接种，使人对天花产生免疫力。

他意识到过期的鸡霍乱毒液，就相当于詹纳采集的牛痘，两者都减弱了毒性，只会让人或动物小病一场，从而拥有抵抗力。

之后，再次接触这种微生物也不会生病。

巴斯德虽没学过医，也没读过免疫学，但却聪明得像开了挂一样：

- 1879 年，他通过控制温度及暴露于空气的时间给致病菌减毒，研制出霍乱疫苗。

- 1881 年，他通过氧化剂（让物质快速氧化）给炭疽杆菌减毒，培养出炭疽疫苗。

若说詹纳是发现疫苗的第一人（借助自然界的牛痘防治天花），那么，巴斯德则开创了人工培养疫苗的先河。

问题来了：巴斯德到底有没有法子拯救小梅斯特？

答案毋庸置疑，但研发狂犬疫苗这一路，也几经波折。

吸狗的唾液，找到病患癫狂之源

制作狂犬病疫苗，谈何容易。

但巴斯德思路清晰，他知道关键在于：得先找到病原体

（细菌或病毒），再对它进行减毒。然而在疯狗的血液、肝脏或是脾脏中，都没有发现病原体的踪迹。

后来他设想，既然疯狗咬人，使人生病，那唾液里会不会有病原体？但怎么取到疯狗的口水呢？这又把助手们难住了。

正当他们围着笼子干着急时，巴斯德进来了。他叫助手将疯狗拖出来，并将狗的四肢和头部固定在板子上。

只见，他顺势拿起一根十厘米长的玻璃管往狗嘴里塞，自己用嘴巴含住另一头，用力地吸了起来。

这可把助手们都吓坏了，赶忙说，“您停下，让我来！”

巴斯德没理他们，继续吸，在吸出半管唾液后，将管子递给助手们：“喏，标本有了，快开始实验吧！”

但这次尝试失败了，经这些唾液注射的健康狗或兔子，都不一定会发病。得到的结果不稳定，只能推翻重来。

巴斯德观察到：无论狗还是人，在得了狂犬病之后，都会陷入癫狂。于是，他大胆猜想：或许脑子才是关键！

后来，他用光学显微镜在疯狗的大脑里发现了异常。

果然，疯狗的神经和大脑才是真正的病灶！

这下，培养疫苗的原材料——神经组织（如脊神经或是脑髓）终于被找到。

正当他准备像之前做霍乱疫苗那样，将病原体放在培养皿中培养时，却惊讶地发现，找不到狂犬病的病原体！

隐身的病毒

为什么找到了病灶，却看不到病原体？

因为狂犬病致病微生物是病毒而非细菌。而光学显微镜压根看不到病毒。直到 20 世纪 30 年代第一台电子显微镜诞生后，病毒才能被人们所看见。

无法单独培养这种看不见的病毒，怎么办？

巴斯德很快想出了新办法：用能被狂犬病毒感染的动物当成“培养基”，将毒素在狗、猴子、豚鼠和兔子身上一代又一代注射。

他发现，兔子是最适合的，用它来做迭代接种传播得到的病毒，通常在一个星期里就能让接种动物发病。

找到了合适的病毒，还需要将它弱化。该怎么弱化？这个问题困扰了巴斯德许久。

一次偶然，他看到徒弟鲁设计的瓶子（后来被称作：鲁氏瓶），瓶子上面有瓶口，靠近底部的侧面也开了个口，里面是一根兔子的脊神经，用细绳悬挂在堵塞瓶口的棉花上。

他瞬间明白：这样既能避免外界微生物污染，又能通风干燥。并且，减毒效果非常好，悬挂时间越长，脊神经的毒性就越弱。将毒性强弱牢牢掌握在自己手中。

为了安全起见，巴斯德制作了从弱到强的狂犬病疫苗，一点点刺激免疫系统。

第一针，先打毒性最弱的疫苗，第二天再打稍微强一点的，然后，第三天、第四天……连续十二天，慢慢过渡到最强的疫苗。这是他探索出来的最安全有效的接种方法。

至此，世界上第一种狂犬病疫苗就此诞生！

疫苗与病毒的角逐

时间拉回 1885 年 7 月 6 日的盛夏，小梅斯特即将要接种的正是这种疫苗。

这天傍晚，巴斯德独自和这个孩子待在一起。

他颇为彷徨，害怕自己的方法不够安全，担心自己做的疫苗会害了这个孩子。毕竟，这种疫苗仅在 11 条狗身上起作用，前两次在人身上的注射尝试，都以失败告终。

但是，孩子的母亲、医生们及巴斯德自己都明白：虽然疫苗还处在试验阶段，但倘若不采取措施，这个孩子几天后就必死无疑。

晚上 8 点左右，医生给小梅斯特打了第一针疫苗，并在接下来连续十几天内，完成了逐渐增加毒性的接种。

3 个月后，医生宣布小梅斯特完全脱离危险。他平安回家，后来一直活到了六十多岁。

这是狂犬病疫苗在人身上的第一例成功应用。此后，

- 1885 年 9 月，巴斯德为 15 岁的朱皮尔注射了狂犬病疫苗。10 月底，他完全康复，没有留下任何后遗症。
- 同年 12 月，美国 6 名被疯狗咬伤的儿童抵达巴黎，获得了救治。

各大报纸争相报道，巴斯德声名海外，世界各地的患者纷至沓来。从 1885 年 10 月到 1886 年 12 月，共有 2682 例患者接种了狂犬病疫苗，其中仅有 31 例因为接种太晚而失败。

前来要求救治的患者越来越多，巴斯德用民间筹来的善款建立了巴斯德研究院。

第一个被巴斯德救下的狂犬病患者小梅斯特，为报答其救命之恩，来到研究院做看门人。

另一个被巴斯德救治的孩子——朱皮尔，后来也驻守在研究院。他的青铜像，至今还伫立在研究院里。

他们在那里守护着巴斯德，同样，也见证巴斯德的功勋。

一道“万能公式”，打开疫苗大门

疫苗发明之前，全世界每年有上千万人因传染病而死去。在当时，一次传染病大流行就可以轻易灭掉当地人口的1/3。

詹纳的牛痘疫苗让欧洲每年上百万人幸免于死，人类首次拥有主动对抗传染病的武器。而巴斯德在狂犬疫苗上的进一步研究，则是开拓了征服传染病的黄金通道。

巴斯德的疫苗研究方法像是一道公式。

在这个公式的基础上，世界各国科学家努力开发出一种又一种疫苗（如破伤风、白喉、结核、百日咳、伤寒、脊髓灰质炎、肝炎等），让人免于传染病的侵袭，千百万人的生命得到守护。

疾病卡片：狂犬病

狂犬病是由狂犬病病毒引起的一种嗜中枢神经的烈性人兽共患传染病。

- 病原体：狂犬病病毒。
- 临床表现：特异性恐风、恐水、有哽咽感（咽肌痉挛）、瘫痪症逐渐加重等。

• 传染源：犬、猫、狐、狼、豺、鼬獾、貉、臭鼬、浣熊、猫鼬等食肉目动物和蝙蝠是狂犬病病毒的储存宿主，均可感染狂犬病病毒成为传染源；啮齿类（如花栗鼠、松鼠、小鼠、大鼠、豚鼠、沙鼠、仓鼠）和兔形目（包括家兔和野兔）极少感染狂犬病，也未发现此类动物导致人间狂犬病。

• 感染途径：人感染狂犬病主要是由于破损的皮肤和（或）黏膜接触了带狂犬病病毒的唾液、分泌物或排泄物所引起的，感染方式主要为患病动物（狗或猫）咬伤或抓伤，除此之外，还有消化道、呼吸道、黏膜及接触感染。

• 流行情况：全球每年狂犬病死亡例数约59 000例，主要发生在亚洲和非洲。我国为狂犬病流行国家，但近十多年来整体发病率呈下降趋势。

• 预防：①管理传染源，对家庭饲养动物进行免疫接种，管理流浪动物，对可疑因狂犬病死亡的动物，切不可剥皮或食用；②正确处理伤口，被动物咬伤后，应立即前往犬伤暴露处置门诊接受正规处理，用20%的肥皂水反复冲洗伤口，一般不缝合伤口，必要时使用抗菌药物；③接种狂犬病疫苗，包括主动免疫和被动免疫，人一旦被咬伤，疫苗注射至关重要，严重者还需注射狂犬病血清。

• 治疗：无有效的治疗方法，只能对症治疗，减少病痛，病死率几乎为100%。

（杨丹　马起山　武南）

摸鱼医生牧场追凶

1873 年的德国，在一个叫韦尔斯泰因的地方，有几片“被诅咒的草场”。

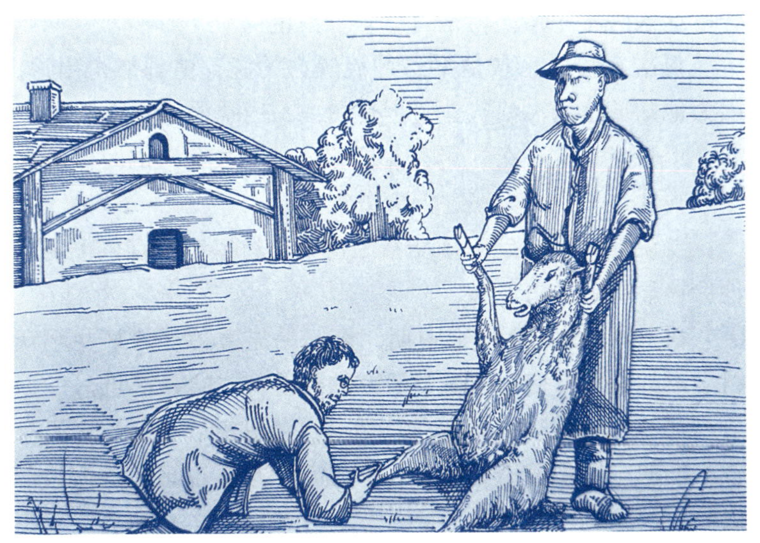

医生在羊身上寻找到蛛丝马迹

每过盛夏，只要在这几片草场待过的牛羊就会突发狂躁，接着便一群群倒下，七孔流黑血而死。

牧民怀疑草里有毒，试过将这几片草场荒置，但不管荒个几年，只要牛羊进去吃草，都会再次暴毙。

然而，更可怕的是，这病还会传给人。

这种病的病死率几乎与当时有“死神”之称的霍乱、鼠疫一样高，人只要染上，就会皮肤溃烂，坏死的肌肉像豆腐渣那样层层坍塌，直至见骨。

最后，重则全身烂死，轻则“虽”不要命，但可能会在身上留下黑炭般的瘢痕，终生渗血，奇臭难闻……

摸鱼的乡村医生，为爱裸辞“大厂”

韦尔斯泰因这个村里当时有个医官叫科赫。

这人医术不错，就是有点爱“摸鱼”。

每次有牧民来找他治这种流黑血的病，他都懒得出诊，因为他知道这病没治，去了也是白去，还耽误他“摸鱼”。

但科赫摸的“鱼”可有点高级，他“摸鱼”的时候都在干啥呢？——看显微镜，沉醉微观世界。

要说他为啥会到韦尔斯泰因这个小村里当医官，也要从他痴迷显微镜的事说起。

科赫所处的 19 世纪中期，恰好是显微镜从“某些小众科学家的玩具”变为“医学研究的新设备”的迸发期。

那感觉，就好比当年的“70 后”，成年后突遇计算机时代，即使主业不靠电脑吃饭，但出于兴趣，也想花巨款买台电脑，没事就在家倒腾。

科赫也是，他童年爱玩放大镜，成年就迷上了显微镜，当时微生物学是高大上的研究，玩显微镜还不能当饭吃，想持续玩就得有钱有闲。

为了维持这份爱好，医科毕业的科赫先是因为嫌钱少，辞了德国汉堡（相当于咱们现在的北上广）大医院的助理工作，跑去乡下医院做医生，同时还开了私人诊所，这样主业加副业，终于摆脱了贫困。

但很快他又不爽了！每天主业副业“996”，钱是不愁了，可没空玩了，他又辞职了。是的，钱多，但太忙他也不爽。

怎么办？他决定去考个编！

1872 年，科赫考上了韦尔斯泰因的医官职位，在政府里有了份稳定收入，私人诊所的生意也因为他“公务员”的头衔好了起来。

搬新办公室的时候，妻子拉了条帘，将他的诊室一分为二，有患者的时候他就在前面看诊，没患者的时候就跑去后面玩他的显微镜。

人生顿时完美：上班工资稳定能摸鱼，下班轻松副业赚大钱。

而就在这方布帘隔出的小小天地里，科赫一个人，透过一台显微镜，沉入那个当时很多科学家都未曾踏足、不肯承认的微观世界里。

在那个神秘、广博的细菌世界中，他发现了一个改变世界的秘密。

“凶案现场”的小杆杆

考编后的第 2 年，妻子为了支持科赫，攒钱为他换了台当年最新的显微镜。

土枪换炮，科赫突然觉得自己是个专业玩家了。

这么高级的显微镜用来看虫虫草草，实在屈才，得研究点高端的东西！

村里那几片“被诅咒的草场”，还有那些流着黑血死掉的牛羊突然让他产生了兴趣。

1873 年的一天，不摸鱼的科赫突然决定去草场看看，说是去看病，其实是去牧民家里顺点尸体血样。

当时医学界最热的话题是：细菌会让人生病吗？细菌和疾病的关系到底是什么？

当时的人们会把“一个人为啥得病”的原因归结为天象，臭气，甚至是不守妇道……医生治病基本靠猜和迷信，虽然看到了细菌，但不确定这玩意会让人生病。

果不其然，科赫在显微镜下看到，凡是患病的牛羊血里都会有这种一串串、会动、像小杆杆一样的细菌。

他又跑去屠宰场拉了几桶牛羊血，发现健康血液里完全找不到这种小杆杆。

但不知道是因为底气不足，还是严谨爱自疑的性格使然，科赫并没有急于向外公布这个发现。

毕竟，“得病的血液里有小杆杆，健康的血液里没小杆杆”就能证明小杆杆是凶手吗？

这就好比一个人到过凶案现场，就能确定凶手一定是他，而不是别人吗？

证据链不足，当然不能对外公布。

烧不死的牧场幽灵

科赫又接连做了多次实验，过程相当繁杂，整个实验他做了三年：他先是想将小杆杆细菌打到健康牛羊体内，观察会不会导致发病，以证明其致病性。

但用牛羊做实验，成本高，尸体太大难处理。

科赫盯上了女儿的宠物——小白鼠，便宜，繁殖快。女儿好像也玩腻了，也不怎么待见它们。

果然，有小杆杆的病血一打到白鼠肚肚，白鼠不久就会断气，看上去就像是小杆杆杀死了小白鼠。

但严谨的科赫却对实验仍不满足。

为什么呢？

因为他觉得这鼠有可能不是病死的，是不是针打的太猛，白鼠小身板扛不住，才被折腾死的。

他又试了十几个方法，最后将注射器换成了木刺，在鼠尾划个小口，用木刺沾血抹到伤口里。

这次白鼠还是按牛羊患病的死法断了气：先发热，第二天流黑血而死，死后的血里也看到了小杆杆。

可科赫对实验结果还不放心！

他又继续用这只白鼠的血接种下一只……连着种了30只，都“成功”了。

但这也让他产生了一个疑问：就木刺尖尖那么点病羊血，你传我我传你的，过程中已经不知道稀释了多少倍，怎么够弄死那么多老鼠？

莫非……这细菌还会生孩子，自己繁殖？

有想法就设法证实，眼见为实，做实验！

他将细菌滴在透明的牛眼房水里，对着显微镜盯了几小时，眼睁睁地看着那串孤单的小杆杆慢慢繁殖成一片黑压压的杆杆云，布满整个视野。

实验做到这步，科赫还觉得不死心，因为他心里还是有个疑问：他发现，这小杆杆虽然在动物体内长得很凶，但只要动物一死，它们离开活体，遇到阳光，就命不久矣。

可那几个“被诅咒的草场”，都被烧过荒过几年，为什么照样还能让牛羊染病？

细菌不仅会“生娃”，还会“诈尸”

难道这些小杆杆是幽灵？

它们到底是怎么在离开活体的情况下，还能在野外活上几年的呢？

这问题可把科赫难住了，连设计实验的思路都没了。

他只能每天弄点牛眼房水，滴点小杆杆进去，没事就在那傻看，似乎在期待什么奇迹出现。

机遇偏爱那些有准备的人，但似乎更青睐那些沉迷其中的人。

好在，一件有如神助的事出现了。

科赫是个爱整洁的人，那时候他还没冰箱，平时每天都会定时清洗当天的细菌样本。

就那天，他给忘了，第二天心想，这搁一宿，不得长毛了，赶紧去看看。

这一看，有大发现！

小杆杆是死得差不多了，但旁边却多了个小圆点。

他没管，继续把样本丢一边，又过了几天，他再看，那小圆点竟然还在！

这让科赫突发奇想，这小圆点是啥？

如果把这个小圆点，再放回最适合细菌繁殖的牛眼房水里会怎样？

当时正值盛夏，温暖的室温下，不到两小时，他就看到了一个惊人结果：那些小圆点像会冒芽的种子般，在牛眼房水里一泡，就重新长出身体，变回小杆杆样的细菌。

这不就是诈尸吗？

后来，大家把这种会复活的小圆点命名为细菌的芽孢状态。

而更令科赫惊讶的是，这些小圆点还“百毒不侵”：阳光晒不死、酒精涂不死、肥皂水泡不死……甚至在开水里煮1小时，还活着！

难怪牧民不管怎么烧草场，荒草场，都无法去除这些病菌。

这一下，“被诅咒的草场”的秘密，终于解开！

科赫立即建议村民将染病的牛羊烧成灰，挖地三尺深埋，第二年发病率才降了下来。

有时候，人还不如细菌聪明

想象一下，每年夏天，就会有很多携带小杆杆菌的牛羊尸体被抛撒在牧场的各个角落。

秋天，尸体腐烂，小杆杆顺着黑血流出，失去“寄主”，变成芽孢小圆点。

小芽孢微小轻盈，风一吹就散，飞进泥土里，飘到草叶上，任凭风吹日晒，冰冻雨冲，它都蛰伏不动。

它什么也不用做，只需静待草长莺飞时，牛羊过来将它们顺着花草吃进肚里，它们就能瞬间复活。

芽孢状态，似乎是细菌的一种生命智慧。

后来科学家研究发现，当这类细菌遇到难以生存的恶劣环境时，就会坍缩成一个小点。

它们大概是知道自己快死了，便毫不犹豫地把身上各种“零件”丢掉，化繁为简，只留下DNA（遗传信息）和一点必需的生存资料。

然后迅速收拢细胞壁，进入休眠状态。

正常的细胞因为结构复杂，很容易被外物攻破（如火烧、水煮）。

而芽孢反而是因为内部清简，只有外部一层肽聚糖皮层，就像一层无趣，但却找不到破绽的水泥壳。

消耗少，无欲无求，还刀枪不入。

越简单，越无敌。

凌晨1点，火车上那个提着老鼠和兔子的男人

3年时间，无数实验，科赫终于对自己的结论信心满满。

当时因为大家发现只要得上这种病，身上就会长黑疮，死后流黑血，剖开肚里的内脏也发黑，于是就管这病叫“炭疽病”。

而科赫，就给这些小杆杆取名“炭疽杆菌”。

但自己毕竟不是正牌科学家，对外发布前他还是希望拉点权威认证，就给当时的德国细菌专家科恩写了封信，申请当面演示实验结果。

科恩看完信也半信半疑，全球科学家攻克多年都没破解的难题，一个乡村医生，业余玩家，就说自己破解了？

还好科恩没有看不起人，他约科赫一周后见面。

1876年4月30日，凌晨1点，科赫提着一笼笼白鼠、

兔子、青蛙……还有他最宝贝的显微镜、玻片、试剂……叮叮当当，叽叽呱呱地坐上火车，哐哐哐晃了10个小时，终于在第二天中午抵达科恩的研究所。

到场的全是专家，科赫紧张得直结巴，但演示才进行到一半，大家就看出这位乡村医生非等闲之辈，有人甚至立刻跑回实验室，冲学生喊道："别干了别干了，快去实验室看科赫！"

三天的演示结束后，现场没有任何一位专家提出疑问，科赫的实验完美无缺！

在科恩的支持下，33岁的科赫在当年十月，发布了自己震惊世界的发现：炭疽杆菌是导致炭疽病的原因。

这也是医学界第一次用科学证明了细菌与疾病的关系。

而在这之后，科赫还相继发现了当时在欧洲"杀人"最多的疾病——肺结核病的病原体，"结核杆菌"，以及霍乱弧菌、伤寒杆菌。

并为之后的细菌学研究制定了经典的"科赫法则"，成为一套用来鉴定传染病病原的金科玉律，一直被医学界沿用至今。

在科赫法则的指引下，1879—1889年，一群优秀的微生物学家相继找到了白喉、肺炎、破伤风、脑膜炎、淋病等一大批疾病的致病菌。

用他后来的助手，加弗齐的话说，"那感觉像是科赫摇动了一颗微生物的大树，各种水果跟着如雨点般落下"。

疾病卡片：炭疽

炭疽是由炭疽芽孢杆菌引起的人兽共患急性传染病。

- 病原体：炭疽芽孢杆菌。
- 临床表现：皮肤特异病灶，纵隔、肺部、脑膜及肠道的急性感染，有时伴有败血症。
- 传染源：人类炭疽的传染源主要是患病的食草动物，患病动物的血液、分泌物、排泄物可使人直接或间接感染；人与人之间的传播极为少见。
- 传播途径：炭疽主要发生于牲畜间，以牛、羊、马等草食动物最为易感。人类偶然从病畜及其产品受到感染，可通过皮肤黏膜、呼吸道、消化道等途径感染。
- 流行情况：炭疽几乎在世界各地都有发生或流行，其中亚洲、非洲的大部分地区，以及南、北美洲的部分地区存在地方性流行，在发达国家比较少见，在发展中国家，炭疽仍是一种危害严重的传染病。
- 预防：教育群众做到“三不一报告”，即对病畜和死畜不杀、不吃、不卖，发现后及时报告卫生防疫人员；与畜及畜产品有关的易感人群需注射炭疽疫苗。
- 治疗：首要治疗方法为抗菌药物单药治疗。

（严媛　马起山　武南　石晓路）

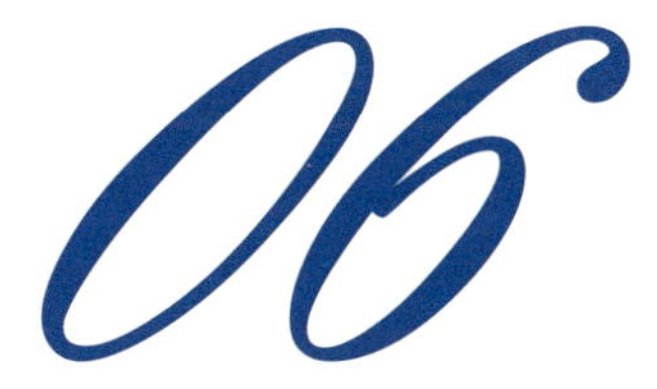

医学天才的失意人生

一个生于1843年的乡村医生，仅凭业余爱好，摸鱼时间，半躺半玩推开细菌学大门的故事。

如果说科赫的前半生是："普通人走大运""爱拼才会赢""只要够热爱，普通人也能变大神"，是我们每一个有梦想有热爱的打工人喜闻乐见的爽文故事。

那科赫的后半生，则是一段我们普通人、平凡人代入感更强的失意人生。

麻雀变凤凰是开心，但"封神"后的科赫却多了很多烦恼。

大神也是人，天才也有弱点。

成名后的科赫也没能逃过"功成名就后的心浮气躁"，以及"人到中年的意乱情迷"……

50岁出轨

故事开始前，先和大家聊点八卦，说说科赫和他老婆。

前文关于妻子艾玛，我们只浅写了她的两件小事。

- 对自己东抠西省，攒钱为老公换最牛显微镜。
- 为科赫创造摸鱼条件，给他办公室拉布帘，方便老公上班时间躲帘后玩显微镜。

然而这么好的老婆，科赫却没能和她白头偕老。

成功男人背后，一般都有个优秀女人，但有时不是1个……

科赫与艾玛的婚姻只维持了26年。他在47岁时出轨17岁女演员海德薇，3年后向艾玛提出离婚，2个月后与情人闪婚。

虽然当时科赫已经是鼎鼎有名的大科学家，但听说他把艾玛甩了找小三的事，老家的乡亲们还是气得冲到他的祖宅，摘了当年给他做的牌匾，同僚也对他有了看法。

更让人大跌眼镜的是，也就是在这出轨的3年里，科赫在科研上也一改往日的严谨，犯下了一个“虽然永远不能以此抹杀他之前的贡献，但却相当令人遗憾”的错误。

深陷神秘研究

在前文中，我们提到摸鱼发现炭疽杆菌的科赫一飞冲天。

政府惜才，将他从乡下调到柏林国家实验室，给他最好的设备，最多的经费，还配了2名助手。

在这里，他又相继发现了肺结核与霍乱的致病菌，并被任命为德国卫生部最高执行官。

“业余爱好玩成铁饭碗”的梦想终于实现。

然而，1889年年末，科赫实验室突然被一股神秘的气氛包围。

实验室大门紧闭，除科赫外，其他人一概禁入，大家只看到里面不断运出的死白鼠，以及日渐阴郁、多疑的科赫。

谜底很快揭晓。

1890 年，第十届国际医学大会在柏林召开，科赫在会上宣布：自己发现了一种能治肺结核的“解药”——结核菌素，并已在动物身上实验成功。

虽然科赫当场谨慎强调“结核菌素只适用于早期结核，不适合晚期病例”，但人们却忽略了这点。结核病作为当时欧洲“杀人”最多的疾病，几乎家家都有亲友死于结核，其恐惧甚于我们今天的癌症，大家恐惧太久，渴求太久。

有了治疗方法这是天大的喜讯。以至于媒体在会后通通将科赫的发现报道为：找到了！科赫找到结核病的特效药了！

一时间，群众上街为他欢呼，政府请人为他画像，音乐家为他写歌，全世界的科学家、富豪都拜求科赫，索要神药。

此时，一位远在苏格兰的作家，却对科赫这神药充满怀疑……

作假被抓

这位作家名叫阿瑟·柯南·道尔，他的作品咱们都熟——《福尔摩斯探案集》。

柯南好歹是写福尔摩斯的人，独立思考能力相当强，本行还是医生，他对神药这事半信半疑，决定亲自去柏林一探究竟。

一路轮船、火车地死赶活赶，到了柏林，柯南还是没抢到“神药演示会”的门票。他不死心，又跑科赫家去要，却被管家拒之门外，气得他大骂科赫耍大牌：“如今想见科赫可比见结核杆菌还难”。

他不死心，当天又跑到演示会门口，又是找黄牛，又是贿赂门童，都没成功。

眼看这场跨海探案就要失败，大概是诚意打动了天。

一位美国医生在门口看到柯南这执着的样子，主动提出会后给他看自己的观摩笔记，第二天还带他观看了一位医生给患者使用神药的全过程。

有了这些观察与线索，柯南推理发现：这药确实不对。

4 天后，他在伦敦《每日电讯报》指出：“该技术还处于实验阶段，非常不成熟，或许能消除少量浅表病灶，但完全不能触及深层，其真正价值在于诊断……”

话已经说得很委婉了，但总结起来就一个意思：这药没用！

一时间，大众从狂喜转为失望，大家甚至在临床中发现，一些用了神药的患者，反而死得更快！

更令人震惊的是，科赫之前声称自己的神药已在动物实验中取得成功。

在后续调查中，专家却发现他所谓的动物实验，根本经不起推敲——科赫确实在实验中发现：豚鼠在打了神药后，病情有好转。

这不假。

不过，他却没对这些豚鼠进行解剖，也就没法确定它们病情好转的真正原因、疗效如何、是否有不良反应等。

面对众多事实与质疑，科赫却概不承认，干脆躲去埃及休假，逃避骂声。

多年后，结核菌素被证明对结核病有诊断价值，因为只有结核病患者打了它会皮肤过敏，健康人则无反应。

难言之隐

当年，为了发布一个结论，会做 3 年实验，各种自疑、严谨求真的科赫为何会做出这种事？

多年来，学术界对此有过很多推断。

事实上，在发布神药前，科赫就曾向同事坦承，自己压力很大，想放弃发言。

作为一个经验丰富的科学家，科赫深知自己关于“结核解药”的研究还不完善，但当时的科赫正遭受多方压力：

- 第十届国际医学大会是在柏林召开的，德国政府作为东道主，希望科赫能在大会上公布他在结核病防治上的重大突破，为国争光。
- 科赫的上司、教育与科研部部长冯·戈斯勒也不肯放过他，他在会前就已对外宣称将有重大新闻，几乎是将科赫“逼上梁山”，提前捧杀。

除了这些被迫因素，后人推断科赫这场意外之举，其实还与他的自卑有关。

名片被退

正如医学作家朱石生所说，成名后的科赫，内心一直有一种挥之不去的孤独。

他总觉得自己融不进，也不想融入柏林医学圈。

在那个圈里，几乎人人都是某某教授的弟子，各拜山头。

只有他，无门无靠，初来乍到，在这个圈子里没有“山头”，更不懂“礼数”。

当年初登柏林，别人提醒他应该逐一拜访老教授，以示敬意，表示自己虽“初来乍到，当上大官”，但无僭越之心。

一次，科赫去拜访一位老牌生理学教授，恰巧教授不在家，他便把名片留下。

后来别人告诉他，第一次拜访，应该先去办公室，没私交就跑长辈家里去，不合礼数。

果然，教授让人退回了科赫的名片，场面很是尴尬。

不过科赫这人也是很杠，“退名片”事件后，他不但没想着补救，反而谁都不拜访了。

如此一来，老教授们更不爽了，以至于无论他后来做出多少成就，业界都觉得他只是一个乡下来的、“一步登天”的草莽专家。

科赫似乎也无所谓，觉得只要有研究可做，其他都是浮云。

被权威愚弄

作为“细菌学之父”，科赫的另一层孤独大概来自他的科学发现在当时太过前卫。

曲高和寡，以至于他常常要像孤勇者一样：既要满足万众期待，又要面对各方质疑，甚至被权威者愚弄。

科赫作为乡村医生，第一次发布“炭疽杆菌才是炭疽病病因”的研究时，就受到当时德国公认的最高医学权威——

菲尔绍的冷待。

菲尔绍虽是医学元老，但他思维陈腐，不认为细菌是导致疾病的原因，还爱倚老卖老，讨厌别人来挑战他、超越他（前面我们写过的推广洗手挽救产妇的塞麦尔维斯，也被菲尔绍鄙视过）。

更何况现在来挑战他的，还是个小他 22 岁的乡村毛头医生。

科赫第一次去给菲尔绍做炭疽杆菌的演示时，老头子就态度冷傲，看完实验，什么也没说，只丢下一句；“你可以走了”。

后来科赫又做出“发现结核杆菌是结核病的病因”这样的伟大成就时，演示会现场，菲尔绍依然挑不出任何毛病，却还是那副臭脸。

实验结束，他是大佬，大家都等着他表态，他却只点点头，然后起身就走……留下一脸茫然的科赫……

想象一下，自己开开心心、恭恭敬敬地去展示自己研究几年的大发现，别人都对你一顿猛夸，只有大领导一句话不说，每次不是黑脸让你走人，就是他自己黑脸走人，可想而知，当时科赫内心受到的暴击。

两大医学巨头互怼

除了菲尔绍，更让科赫气了一辈子，也斗了一辈子的，还有法国发明狂犬病疫苗的巴斯德。

这俩大男人互相嫉妒，斤斤计较的故事都能出本书，如法国人已经写了的《巨人的对决》。本书篇幅有限，我们就挑精彩的给大家讲讲。

巴斯德成名早，他比科赫先发现细菌的致病性，但他是在红酒里发现的，而科赫是在动物体内发现的。

按规矩，科赫初出茅庐，应该在论文里“致敬”一下巴斯德，可他没有，但后人考证似乎也不是科赫故意冒犯。

因为那时没网没电话，再加上语言不通（巴斯德是法国人，科赫是德国人不懂法语），所以科赫没在论文里提他，好像真不知道巴斯德过去的研究。

巴斯德虽然和菲尔绍一样，大科赫 20 岁，心眼也是有点小，一看科赫论文就怒了。两人就此结下梁子。

从此，巴斯德多次在国际大会上公开挑衅科赫。

嘲讽他的研究都是自己或别人早发现过的，还用实验证明科赫的某些研究漏洞。

对于巴斯德哪怕正确的指正，科赫大概出于自尊心或自卑心，都拒不承认。

科赫的反 PUA 方式也很有他的“社恐”特色：只写信骂，不当面骂。

他似乎知道自己不如巴斯德擅长演讲，每次开会被巴斯德骂，他都不现场反驳。只会在大会上说“我日后会在医学杂志上回击”，搞得现场准备看大咖“吵架”的人都好失望。

不过，科赫也不是怂包，一般不出 3 个月，不善言辞的科赫就会大手笔出版一本几百页的小书，专门用来一一回击巴斯德对他的各种“冤枉”，笔墨还相当犀利。

他曾在一篇文末尖刻收尾：“尽管大会赞美巴斯德是詹纳第二（发明天花牛痘的人），但詹纳拯救的是人，不是羊”。

翻译成大白话大概就是：你那给动物治病的疫苗有什么了不起，还敢和詹纳相提并论，真是不自量力。

总之，两人就这么斗了一辈子，现在我们看来是又不解又好笑。

然而，两位医学大神确实也在这个比拼中促进了微生物学及公共卫生事业的进步，共同抗击了人类共同的敌人——传染病。

中年闪婚

不管是被菲尔绍嫌弃，还是和巴斯德争斗，科赫作为一个本就内心敏感、乡村医生出身的社恐科学家，一辈子都在遭受数位大自己几十岁的、国际知名学者的公开质疑与压制。

他的内心恐怕一直有着我们常人难以想象的孤独、压抑，甚至是愤怒。

以至于曾经如此求真务实的他，在人生后期变得急功近利甚至固守己见，发生了那些令人意外，也令人遗憾的错误。

在“结核神药”被质疑、推翻的那几年里，也是科赫人生最黑暗的时光，他扛不过外界的重压，也没能抵得住中年的情欲：在婚姻上也出现了我们开头提到的，在近 50 岁之际出轨、离婚、闪婚 17 岁女演员。

他和艾玛的感情，大概是在他发现炭疽杆菌后，从乡村搬到柏林的时候就已经淡了。

这听上去像一个男人成功就变坏的故事。

科赫从当年艾玛用一条布帘、一架显微镜搭出的乡村实验室走了出去，走向柏林。

在柏林的国家实验室里，他在科研中如鱼得水，乐不思蜀，艾玛却在城市里想念乡村的邻居和小动物，倍感孤独……

正如前文所述，科赫在外面过得也并不如大家想象得那么顺遂。

所谓高处不胜寒，在那段日子里，17 岁的女演员海德薇成了他的精神支柱。

1891 年，在舆论压力最大的时候，他曾写信给海德薇："如果你爱我，那我就能忍受一切，哪怕是失败，你的爱是我的全部支撑"。

结核菌素风波过后的 19 年，也是科赫人生最后的 19 年，他过得还算岁月静好。

科赫终于完成了他大学毕业时环游世界的梦想，还对南非牛瘟、东非鼠疫等世界各地的传染病做出了不少重要的贡献。

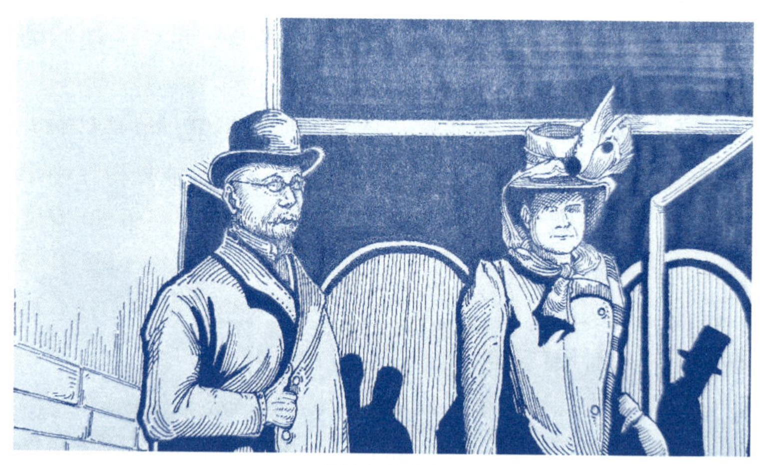

科赫与海德薇

他的一生，似乎很难用一句话概括。

1910 年 4 月，66 岁的科赫因心绞痛陷入昏迷，之后大部分时间都只能卧床休息。

或许是感觉自己时日无多，他突然向医生提出想去一个有绿树和新鲜空气的地方旅行，医生同意了，科赫便带着海德薇去往德国西南部度假胜地巴登。

5 月 27 日晚，两人吃完晚饭，海德薇与助理确定好第二天行程，回到房间，科赫安详地坐在躺椅上，他的头垂在胸前，心脏停止了跳动，窗外，晚霞如火……

疾病卡片：结核病

结核病是由结核杆菌引起的以呼吸道传播为主的慢性传染性疾病。

- 病原体：结核杆菌。
- 临床表现：连续咳嗽超过 2 周并伴有黏稠浓痰或血痰、发热、寒战、疲乏、气短、缺乏食欲和体重减轻。
- 传染源：结核患者是最重要的传染源，患有结核病的奶牛也可作为人类结核的传染源，存在于土壤和水体中的一些非典型分枝杆菌也可引发人类感染。
- 传播途径：飞沫传播是结核病的主要传播途径，活动性结核病患者呼出的气体中带有结核病菌，被他人吸入，可造成疾病传播，特别是在患者咳嗽、大声谈话、打喷嚏、大笑时，会释放更多细菌。

• 预防：①避免接触患者，避免与活动性肺结核患者在不通气的密闭房间里共处太长时间，除非该患者已至少接受 2 周治疗；②做好防护措施，诊治结核病的医护人员应注意采取防护措施，如戴好口罩；③鼓励患者治疗，如果与活动性结核病患者同住，应帮助并鼓励其遵医嘱医疗；④接种结核疫苗，即卡介苗（主要用于预防婴幼儿结核性胸膜炎和粟粒性结核病）。

• 治疗：治疗结核病的基本原则是早期、规律、全程、联合、适量。

①早期：即早期发现、早期治疗。这时绝大多数结核杆菌对抗结核药物都是敏感的，药物可充分发挥效力。

②规律：即有规律地用药，随便更换药物或停药，结核杆菌容易产生耐药性。这是治疗成功的关键。

③全程：坚持全程用药，是预防结核病复发的根本措施。

④联合：2 种或 2 种以上的抗结核药物联合应用。因不同的药物，破坏结核杆菌不同的耐药环节，可延缓和减少耐药性的发生。

⑤适量：根据患者的情况，选择适当的剂量，使药物在血液里保持一定的有效杀菌浓度，发挥最大的治疗效果。

（严媛　马起山　武南）

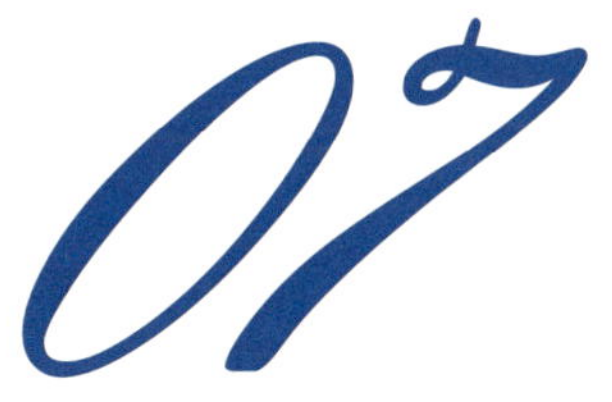

毛茸茸的不速之客

“咕隆，咕隆，咕隆……”车轮声又响起了。

来了，来了，那辆运尸车，踏着夜色又来了。

王天明透过纸糊的小窗，依稀望见不远处燃起的熊熊火光，似乎要把整片天空点成白昼。

他并不知道，又在烧尸了……

“来历不明”的宝贝

1910 年的冬天，两名从俄国被驱逐出境的华人木工，踏上了回国的火车，从满洲里入境。

没想到，一起上了这趟列车的，还有一位“不速之客”。

500 多英里开外的王天明一家，并不知道，灭顶之灾，即将降临在他们一家头上。

更确切地说，是降临在整个傅家甸。

王天明家所在的东北小镇——傅家甸，生活着 2.4 万名居民，他们大多是闯关东的山东猎户，平日以打猎和售卖皮肉为生。

满洲里有个野生动物皮毛交易大市场，这一年的成交量从3年前的70万张涨到了现在的250万张，价格也足足涨了6倍。

傅家甸的很多猎户，经常成群结队，把从野外捕到的土拨鼠剥了皮，带到满洲里供商人出口。捕上几只，猎户一家整个月的生活费就不用愁了，这是零成本、高利润的买卖。

10月底的傅家甸，已经入冬了。

这一天，王天明去集市上他大哥开的一家客栈办事。

一只脚刚踏进客栈，就听见一群人围在一起叽叽喳喳：“……死了。”

“谁家死人了？”王天明凑过去问。

“满洲里，满洲里死人了，死的时候那样子可真瘆人……”

还没听罢，只听大哥走过来插了一句——“管谁家死人了，不是自己家的都不关心，哪里都有死人，有什么好稀奇的。”

然后就把王天明拉到一边，神神秘秘地说——

“过来，我给你看样好东西。”

进了里屋，大哥一推开门，两张黝黑发亮的动物皮毛挂在墙上，大哥取下一张，给了他。

“咋来的，哥？”

“你甭管咋来的，拿去用就是了。”

王天明拎过这沉甸甸的玩意儿，活了半辈子，都没摸过这等好东西。

他没想过，生平还能给儿子和媳妇做顶上好的保暖皮帽和一件皮大衣。

"被下邪术"的傅家甸

王天明回到家里，媳妇手巧，没两天就把皮帽和皮大衣都裁剪缝好了。

乐呵的一家人，怎么都没想到，傅家甸就要出事了。

这天，媳妇刚从集市上回来，一进门，手里大袋小袋还没放下，就快步走到他跟前——

"你还记得集市东门口，宰肉的老李家吗？全家人都没了，听说死的时候全身起桃子般大小的疙瘩，眼睛红通通的，皮肤都黑了，跟僵尸似的。"

王天明顿时起了身鸡皮疙瘩，但后来也没往心里去。

没有人知道，灾难已经在挨家挨户叩响小镇上的每一户人家。

那天之后，傅家甸每天都有死人，到后来，每天死的人越来越多，基本都是灭门惨案。

再一次传来消息的时候，是他大哥的死讯。

还没从绝望中缓过来，那天早晨，他的媳妇和儿子也起不来床了，全身上下都是滚烫的。

中午时分再看时，俩人脖子和腋下已经"结出"了李子大小的肿块，晚上王天明端着粥水到床边，跟媳妇四目相对时，吓得碗直接摔碎在地上，这哪是人的眼睛，红得像魔鬼点了一把火焰在里面燃烧。

翻开被子，脚上、手上，黑得像炭块，她那喉咙，除了咳出血来，再也喂不进去东西了。

不一会儿，媳妇就合眼了，任他怎么叫唤，都没有动静。

那天夜里，9 岁的儿子也走了，走时，那顶漂亮的皮帽放在床边，还没戴上几次，就再也用不上了。

王家，一夜之间就散了。

整个傅家甸人心惶惶，镇上都在传：傅家甸被下了邪术。

还有人说，是被猎户们宰的畜生，变成妖怪，回来报仇了！

12 月的傅家甸，年关将近，本来还有一个多月，大部分在这里劳工的山东人都要带着整年的收获，回老家过春节了。

然而，傅家甸却提前唱起了“空城计”，彻底沦为了“死镇”“鬼城”，棺木、尸体，堆满了傅家甸的街头，漫天的飞雪和恐怖的气息，笼罩在整个傅家甸上空。

王天明坐在空荡荡的家里，入了夜，常睁着眼到天亮，死寂的夜里，偶尔能听见外头一阵窸窣作响，那是拖拽尸袋的声音……

他也不知道，此时的哈尔滨（注：此时为滨江），都处于水深火热之中，而傅家甸，是其中被“祸害”得最厉害的地方。

“烧”尸人，救活整个村庄

1911 年 1 月，东三省都相继出现了病例，但转机，也在这个时候到来。

这天，王天明躺在家里，他已经发热 2 天了，昏昏沉沉中，他听见外面有了动静，不是一个人，像是一群人。

这两天，他都能听见车轮滑过街道“咕隆、咕隆、咕隆”的声音，他已经很久没有听见这样“热闹”的声响了。

他并不知道，咕隆咕隆的车轮声，是运尸车，这车上，

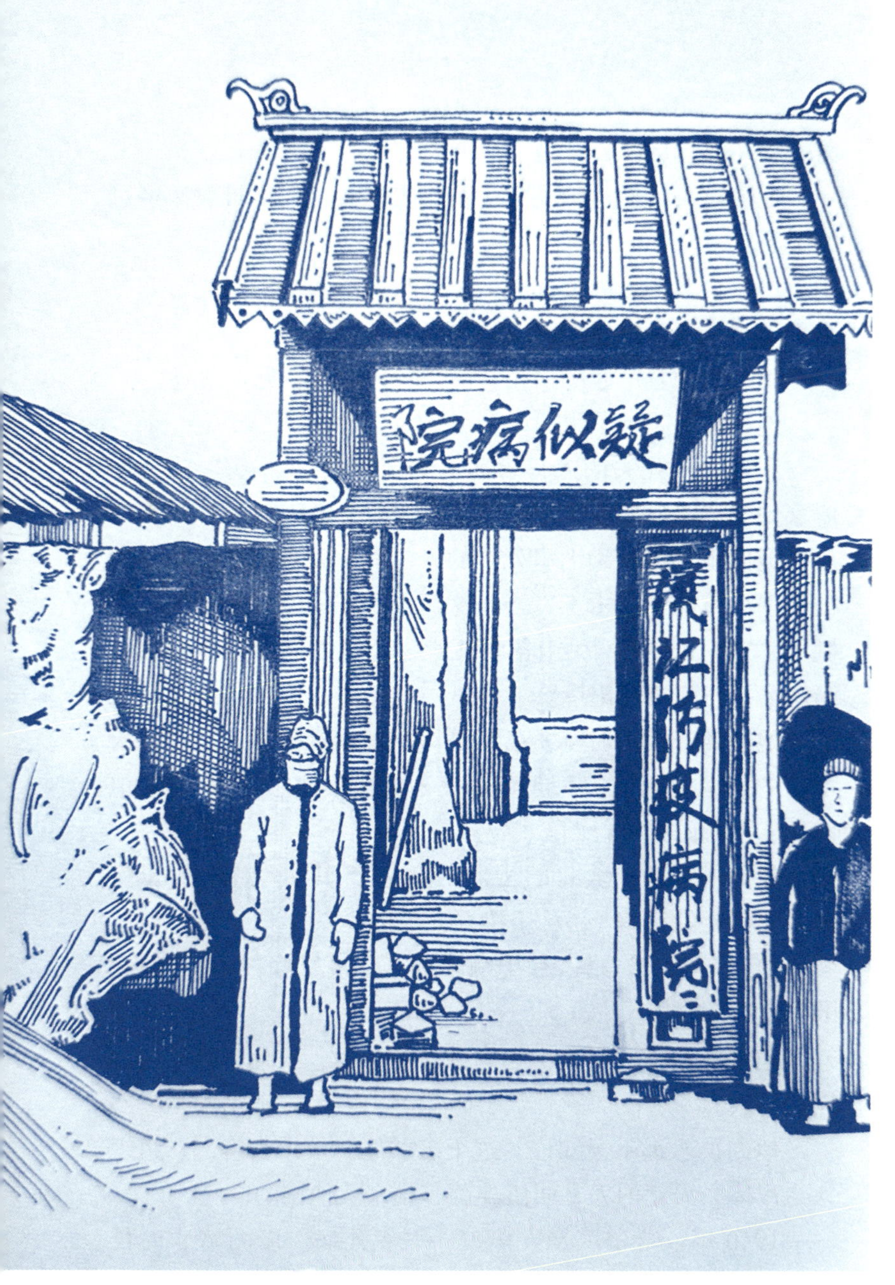

黑龙江哈尔滨第一疑似病院

载着的一具具尸体，都是要送去火化的。

他侧过头，透过纸糊的小窗，依稀看见人们推着车经过的影子。

不一会儿，远处燃起熊熊大火，像黑夜中的曙光，寒冬里干冷的土地，也似乎变得松软起来。

王天明循着窜起的火光，恍惚间，仿佛看见了白昼。

他缓缓地闭上了眼……

和他一样死去的人，永远也不会知道，“祸害”了整个傅家甸的“罪魁祸首”是鼠疫，也被称为黑死病。

他们不知道，满洲里死了的人，其中就有那两名从俄国被驱逐出境的华人木工，当时这两人所在的俄国一处华工工棚里，7名工友突然染上鼠疫死亡，而这两名幸存者则被俄当局第一时间驱逐出境。

他们离开俄国时其实已经是鼠疫杆菌携带者，也是此次疫病的病源。同他们一起登上火车的“不速之客”，正是他们身上携带的鼠疫杆菌。

他们不知道，大哥的2张“貂皮”，其实是感染了鼠疫杆菌而病死的旱獭（俗称土拨鼠）毛皮。

他们不知道，猎杀和接触旱獭，是被鼠疫杆菌“缠上”的高危行为。

他们不知道，鼠疫，起病急、病程短、致死率高，还可以人传人。

他们也永远不会知道，这个来“偷”尸体去解剖，组织人运尸体去火化的人，叫伍连德，是来救他们的。

1910年，哈尔滨暴发瘟疫——黑死病。12月底，时任天津陆军军医学堂副监督的伍连德，被委以重任，赶赴东北调查瘟疫。

伍连德为了查清疫情，冒着违法的风险，在傅家甸偷偷解剖尸体，这也是历史上中国医生的第一例人体解剖。由此，他确认了这次瘟疫，正是鼠疫。

伍连德扛起了此次防疫重任，通过疫情监测、消杀、封路、隔离疫区等多方举措，成功控制了这场疫情。

1911 年 4 月 23 日，清政府宣布东三省鼠疫肃清。这场近代中国首次大规模的肺鼠疫灾害，终于结束。

百姓们纷纷上街庆祝，劫后余生的感觉，恍若隔世。

在这次疫情中，东北 1400 万人口，最终死亡 6 万余人，灾情最严重的傅家甸区域，死亡人数超过总人口的 1/4，至于感染者则不计其数，无法统计。

* 本文基于 1910 年中国东北鼠疫真实历史故事背景，主人公、故事情节有所改编

（陈映霓　马起山　武南）

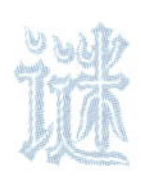
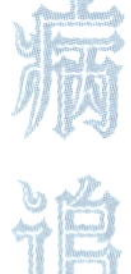
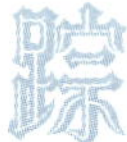

医学史
探案录

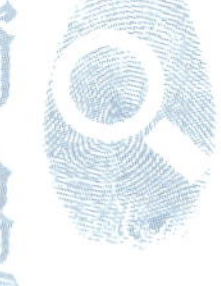

The Disease Detectives
Cases in Medical History

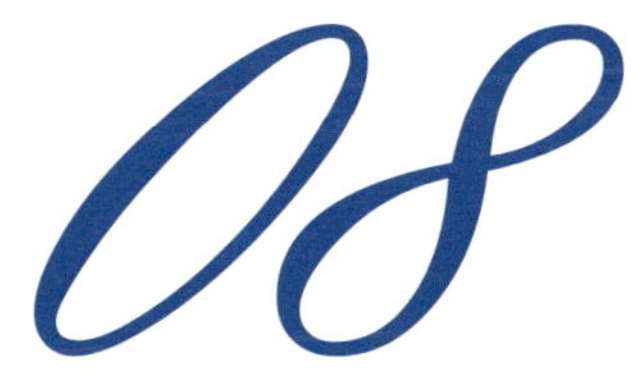

华人学霸的东北往事

1910 年的东北，突发一种怪病。

患者先是高热、气喘、干咳，像普通感冒，但 3 天内一旦口吐粉痰，身浮黑斑，患者便知自己死期将至，死亡率几近 100%。

更可怕的是，这病还传得贼快。

辽宁的一个村里，从出现第一例起，1 周内就传了 12 个人，且一亡往往就是一户。

当地人说，要是看到哪家的烟囱 3 天不冒烟，那就是可以进去收尸了。

短短几个月，东北已有数百人丧生。

华人学霸，空降清朝

当时的东北是列强眼中的一块肥肉，东北一出事，各国都派专家来，想趁火打劫。

清政府本想派一位在美国读过医学博士的中国医官谢

天宝。

此人比较谨慎，或者说比较有家庭责任感，他判断这病是鼠疫，去了凶多吉少，提出得先给妻儿一笔巨额安家费。朝廷觉得太贵，给拒了，只好另找人选。

我们也不能因此说他胆小。

鼠疫在那时又叫“黑死病”，刚虐完西方 500 年，杀人数亿，这没消停几天，怎又跑中国来了……别说谢天宝，当时全地球人民听到它，都得抖三抖。

还好此时一位叫施肇基的外交大臣，说他去南洋考察时，遇过一人，非常惊艳，他觉得行！

此人叫小伍，马来西亚华人，简历一甩，能卷死整个华人圈。

他在剑桥读书 7 年，拿了文学学士、医学学士、外科学士、文学硕士、医学博士 5 个学位，还在各国顶尖传染病实验室工作过，甚至还和德国微生物学大佬科赫一起共事过……

更重要的是，他还会中、英、德、法四国语言，到了东北，遇上洋人也不怕。

不过这份一看就很“送命”的工作，施肇基也怕小伍要安家费啊。可没想到，他一开口，小伍竟无条件答应了。

中国历史上第一例解剖

1910 年 12 月 24 日，小伍坐火车到达哈尔滨。作为一个南洋人，第一次踏上 −30℃的东北大地，他就觉得哪儿不太对。

小伍之前在剑桥学过：鼠疫是靠跳蚤、老鼠传播。

可东北这冻死人的天气，老鼠、跳蚤早死的死，眠的眠，根本无法引起大规模传播。

更别说旁边的日本专家，已经哼哧哼哧剖了几百只东北鼠，竟都没发现鼠疫的踪迹。

他不禁对这鼠疫有个大胆的猜测：有没有一种可能，这是一种新型的、人传人的鼠疫。

但你说人传人？你得拿出证据：想证明鼠传人，得剖鼠，想证明人传人，那就得剖人。

小伍在剑桥是剖过不少人的，但想在当时“死要留全尸”的清朝剖人，那真是要“天打雷劈”！

然而他不怕。

在一次尸检中，小伍突然让所有人退下，对一具女尸进行了我们中国医生、中国历史上的第一次解剖。

解剖完成后，他将女尸样本放显微镜下一看，果然发现了那群熟悉的小杆杆——鼠疫杆菌。

小伍提出离职

证实人传人的猜想后，小伍立即报官，希望控制人口流动。

当地于长官却哈哈大笑：“再过半个月，我们这就要唱空城计啦。”什么是空城计？小伍听不懂。

于长官解释道：他们这地方人基本是山东过来打工的，马上过年了，人都要回老家，就要空城啦……

长官说得哈哈大笑，小伍却听得两眼发黑，这下别说控制了，这病恐怕还会跟着这些打工人跑回家，甚至跑遍整个北方……

他马上电报施肇基，请求增援，施肇基大获欣喜，觉得自己派对人了，同意增援！

然而第一个赶到增援他的人，却直接把小伍气到辞职。

第一个赶到的是北洋医学堂的首席教授梅聂，是个法国人。

小伍看梅聂来，本来挺高兴的，终于来了个懂行的。

赶紧给他介绍“鼠疫人传人”的新发现，还提出应该马上让人戴口罩，阻止人传人。

梅聂却倚老卖老拿出自己在香港鼠疫的灭鼠经验，觉得哪有什么人传人，把小伍给否了！并表示自己才是东北鼠疫的负责人，大喊：“你这个中国佬竟敢嘲笑我，顶撞你的上司？”

这一架吵的，把小伍弄蒙了，只好先行告辞。

回到旅店，委屈的小伍给领导发电报，讲了下今天吵架的事，然后就提了离职。

“理由是自己无法与固执己见的人共事”。

梅聂不甘示弱，也向朝廷、各国使团发电报，要求接管东北防疫工作。

施肇基接到电报，大概也蒙了。

不是派个人过去援助吗，怎么两人还吵起来了，自己心心念念从南洋挖来的小伍怎么还要走了呢……且从电报内容看，两人之争还不是简单的权利之争，还有学术之争。关系到随后的防疫政策，东北万千性命，还牵扯到中外各方关系，这一个个的……可都不是省油的灯！

那一夜，施肇基陷入了两难……

铤而走险

到底是选小伍，还是选梅聂？

施肇基只是一名外交官，对医学不熟，对防疫更是一窍不通。

如果从自保与稳妥的角度看，无论如何都是选梅聂更好。

梅聂位高权重，资历丰富，香港、山西鼠疫他都去过，且现在俄、日专家也都支持他的灭鼠政策，哪怕最后选错，也有洋人托底，怪不到自己头上。

而小伍……完全是自己从南洋破格挖来，无依无靠的一个人，更别说他现在还和洋人起了冲突……

此时看着小伍的电报，字里行间，分明也在向他置气。

他还记得自己在南洋时，看到这个年轻人是如何得沉静务实、博学多才，是那个时代难得的有国际视野的华人，且爱中国之心不在士大夫之下。

他也记得小伍如何仅凭与自己的两面之缘，一番恳求，就慷慨出关，以及在小伍出发东北之时，自己曾如何承诺过他，让他只管放心工作，自己会在后方全力相助。

一言既出，驷马难追；用人不疑，疑人不用。

这些道理说起来简单，真到了现实中，却是考验人性，难以抉择。

施肇基一夜未眠，天明之时，他终于下定决心：支持小伍！可如果直接发报，撤回梅聂，定会被洋人炮轰。

但别忘了施肇基是外交官，“善假于物”：自己不好直接撤梅，那就借借外力，我搞不定你，我就找你领导去。

他猛然想起，梅聂是北洋医学堂教授，那地方属海军部，海军部有位谭大人，是小伍在华唯一的熟人。

谭大人一听自己的小兄弟小伍被洋人欺负了，立马拍胸脯说，我这就发报，让梅聂回来！

当施肇基刚带着好消息回来，顶头上司却告诉他：刚法国使馆来人了，说要捧梅聂上位，让撤掉小伍，你自己看怎么办吧。

还没坐下歇口气的施肇基，只好又赶紧奔法国使馆，但走到一半，他却突然吩咐马夫："改道，去英国使馆。"

请将不如激将

为什么去英国使馆呢？

因为施肇基突然想到，小伍是马来人，马来西亚当时被英国殖民，那英使馆也算他"半个娘家"。而英国人一定就喜欢法国人吗？那可不一定。

一到英国使馆，施肇基先绝口不提小伍和梅聂吵架的事。而是说自己有一要事不明，特请大使赐教："请问当今世界，以医学论，哪个国家最为先进？"

大使当然说，那肯定是我们大英帝国啦。

"那贵国又以哪所大学最为出色？"

大使想了想说，那还用说，剑桥呗！施肇基点点头，又问："那和英国比，法国的医学如何？"

大使哼了一声，立马开启吐槽："法国人浪漫有余，严谨不足，以前还有巴斯德大师，现在已经不行啦，和我们英国没得比，施先生难道是有亲友要出国学医吗？"

施肇基摇摇头，将剑桥毕业的小伍和法国人梅聂吵架的事全盘托出，还装傻说自己也不知谁对谁错，现在法国人非要捧梅聂上位……

大使一听就怒了！说我们大英剑桥毕业的学生，怎么可能会比那个法国人差……巴拉巴拉骂了一堆，表示这就以大英帝国名义发函支持小伍！

一出使馆，施肇基就飞奔回府，给东北回电！撤回梅聂！

法国教授之死

“伍大人，北京回电啦！”

拿到电报的小伍，内心一阵激动，他不知道在等待的38小时里，那个仅和他有过两面之缘的施肇基经历了什么。

他只知道，施大人实现了自己离别前的承诺，为他做出了“担当”。

也就在这38小时里，局势急转直下，仅哈尔滨在24小时内就死了50人，防疫迫在眉睫。

可小伍即便夺回领导权，也拿那些不肯配合、愚昧无知的官民无可奈何。

就在这时，当地的于长官突然找上门来，大声喊着：“伍博士，伍大人！不好了不好了，梅聂，那个法国佬得鼠疫了！快不行了！”

原来，梅聂前几天自己跑去医院看鼠疫患者，他当然不信小伍“人传人”的判断，进病房前他穿了白大褂、白手套、白帽子……可就是没戴口罩……

从医院回来3天，他就病倒了，现已查明得的就是鼠疫，已奄奄一息，3天后，梅聂不治身亡，用生命证明了小伍“人传人”的判断。

北洋医学堂的首席教授、法国老外大专家不戴口罩得鼠疫死了！顿时，整个东北都打了个寒战。

这下，谁都不敢不听小伍的指挥了，很快，戴口罩、隔离、消毒……各种防疫措施动了起来。

可 2 周过去，死的人却更多了。

一开始是五六十人，稳定了几天，竟突然破百了！最高峰的时候，一天就死了 180 人。大众对小伍从最初的信任，转为失望，甚至愤怒。

传染源一直也找不到，几近跌入绝望之时，小伍突然想到一个之前一直没考虑到的地方：坟场。

1911 年 1 月 28 日，哈尔滨，傅家甸坟场，小伍在寒风中一动不动站了几个时。

眼前的一幕，看得他心痛又心惊。进入严冬的哈尔滨，土地冻结，挖穴埋葬极其困难。无法下葬的尸体多达三四千具，裸露的尸体以各种骇人的姿势被散乱地摆放在松花江边，长达 1600 多米……

他心急如焚，鼠疫杆菌不怕冷，能在冻尸中存活 4 ～ 5 个月，整个坟场就如同一个鼠疫冷藏库，若是将这些尸体继续放到天暖再埋，那还得了！

开春苏醒的就不只是冻土了，还有老鼠、跳蚤，以及一场更加势不可当的巨型鼠疫。

夜跪摄政王府

当下唯一的办法只有焚尸！

然而，那可是 1911 年的中国，别说中国，当时全世界的人，死后都需入土为安。想在众目睽睽下烧掉几千具尸体，这简直是比剖尸、戴口罩……更加天方夜谭的要求！

可小伍别无选择，他先是召集当地所有中外官员前来看尸。原本骂骂咧咧的官绅们到现场一看，也惊了，哭的哭，跪的跪，但也觉得只能支持小伍。

接着，他再次电报施肇基，请他向朝廷申请，恩准焚尸。

接到电报的施肇基两眼发晕，家中夫人得知此事都在门外彻夜落泪。上次他为了弃梅聂，保小伍，已经是干了一堆要掉脑袋的事。

这还没过1个月，哈尔滨那边的死亡人数是日日攀升，防疫未见成效，小伍竟再次提出“焚尸”这样耸人听闻的要求，朝廷听闻此事已是议论纷纷……

2天后就是春节，施肇基在家绝望了2天，小伍的电报他一直没回，他很想回，说自己已经尽力，让他另想主意，却迟迟下不了笔……

除夕夜，施肇基突然独自离家，直奔摄政王府。

摄政王府内张灯结彩，众人吃酒唱乐，只有施肇基，在门口冰冷的台阶上，长跪不起。也不知道那一夜施肇基对摄政王说了什么，许诺了什么，朝廷最终答应了焚尸。

1911年1月30日，大年初一。

小伍召集200个工人，将尸体按100具一堆叠放，共计22堆，将煤油从尸堆上一一抛洒，接着一声令下，由近及远，点火烧尸。

须臾间，黑烟滚滚，火光冲天，不久，高耸的尸堆逐渐坍塌，落在被高温熔化的松软地面……

熊熊火焰中，大家的脸上再次燃起希望，小伍却觉得身心俱疲。

似乎是神也看到了小伍的累。

就在第二天，大年初二，死亡数字就从初一的183人，下降到了168人！整整少了15人！

远在北京的施肇基得知消息后，也大松一气。

在死亡气氛中压抑了整个冬天的哈尔滨人纷纷走出家门，燃放鞭炮，庆祝新生。

2 个月后，哈尔滨鼠疫清零。

镇守东北 20 年

这场东北鼠疫共造成 6 万人死亡，但却在小伍到达后的 67 天内被基本扑灭。这是人类史上第一次大规模成功控制传染病的行动。

小伍，全名伍连德，因这一战，闻名全球。1935 年，伍连德获诺贝尔生理学或医学奖提名。

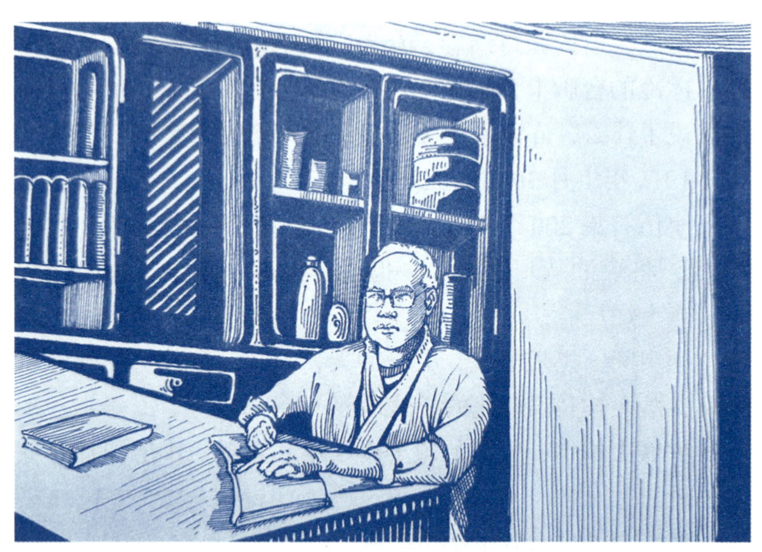

中国鼠疫斗士——伍连德博士

后来，伍连德多次拒绝中国政府升官的邀请，选择在东北继续镇守鼠疫20年。行将进入老年时，又辗转回到马来西亚行医，过起与普通人一样的晚年生活。1960年，他寿终正寝在他的出生地……

国人一直没有忘怀这位为中国人民做出贡献的伍连德博士。非典型肺炎后期，伍连德的事迹更是登上热搜，被大众口口相传和点赞。

他的上司施肇基后被调往英美出任使节，但他二人的情谊延续了一生，在年老后仍保持通信。在伍连德70岁之际，《鼠疫斗士：伍连德自传》面世，他在封面感谢的第一人，仍是施肇基。

（严媛　马起山　武南）

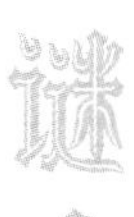

医学史

探案录

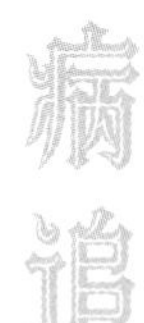

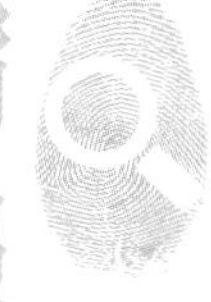

The Disease Detectives

Cases in Medical History

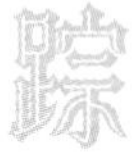

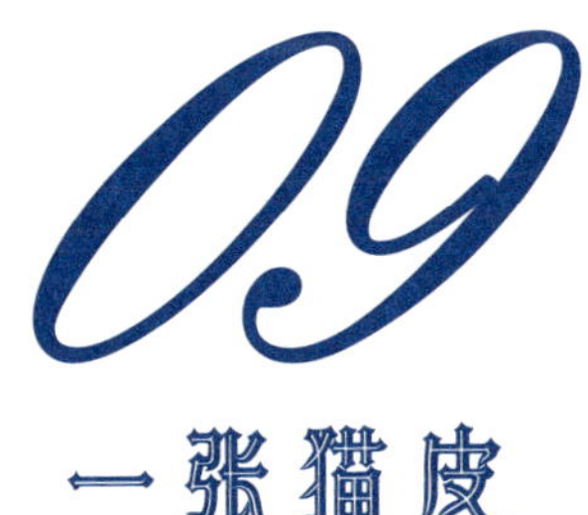

一张猫皮

老郭年纪不算很大，乡里向来认为他很有“福气”。

60岁刚出头的他，已经当爷爷了，孙辈早就成家，都快要四代同堂了。

如果1962年的那个燥热的七月，没有那张猫皮，或者他会一直幸福下去，享受儿孙满堂，颐养天年。

黄土、黄鼠和黄猫

说起刘寨公社，这里海拔高，气温低，一年最高温的七月，平均温度也就是20℃左右。黄土、丘壑、小麦，金黄的颜色，是这里给人的一贯印象。

连这里的动物也是黄的，如本地人叫“大眼贼”或“豆鼠子”的黄鼠。这种小鼠最爱打洞，也最爱囤食，还没熟透的麦子不知道被它偷吃多少。

黄土地上以农为生的居民，无一不对它恨之入骨，但奈何这种小鼠动作敏捷，且一旦逃跑，立刻与黄土地融为一

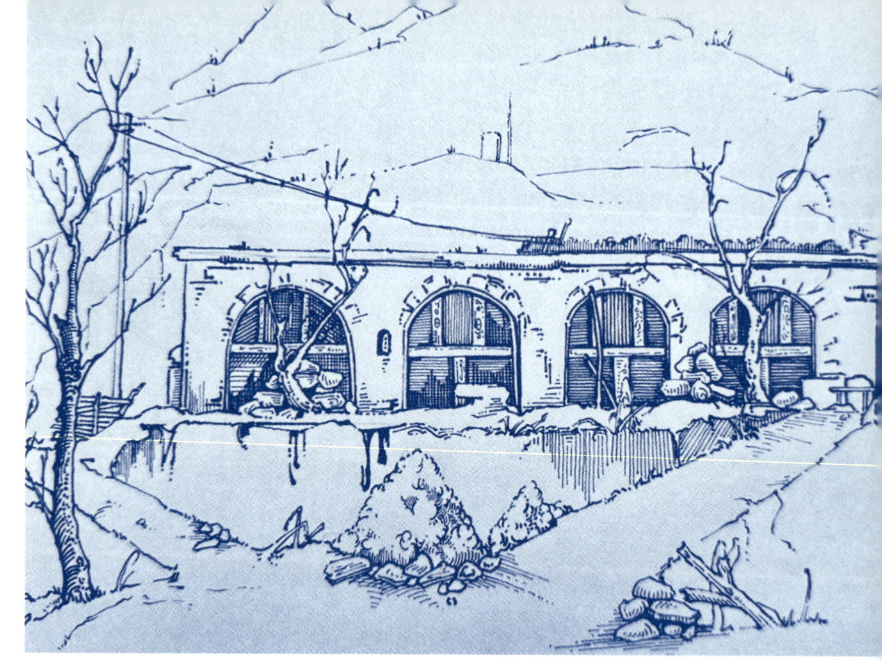

黄土高原的典型民居——窑洞

体，追也追不着。

没有一只好猫，真的无法与之抗衡。

阿花就是这么一只好猫。老郭在它刚出生的时候，就从它的兄弟姐妹中选中它。阿花也没让老郭失望，它总能刨到黄鼠的窝，六月黄鼠繁殖的季节，它三不五时就能叼回来一只，给主人耀武扬威一番。

黄土地、黄鼠和黄猫，谁也不知道，它们的命运怎么被拧在了一起，像一条沉重又黏腻的麻绳，拖着老郭一家滑向了深渊。

暴毙的大猫

3 天前，老郭家里那只肥硕漂亮的大狸花猫，突然就死了。

阿花才三四岁，在猫里，也算是壮年，就在前一天，它还刨了一个黄鼠窝呢，那精神气，老郭都忍不住骄傲！

但第二天清晨，阿花从窑洞边墙沿蹒跚着走到院里，像醉了一样，晃晃荡荡走到院子中间，“咚”的一下倒地，老郭一开始没注意，等他发现阿花卧在院子中很久都不见动的时候，它身体已经开始僵硬了。

他错愕了好久，从院里抱起这大猫，不可能是中毒，村里都养猫治鼠，从来不下药；猫身上没有一点伤痕，显然也不是狗咬的……刚死去不久的阿花身子还有一点余温，皮毛尚有光亮，就像睡着了一样。

1962 年的甘肃，物资非常紧缺，老郭带着不舍，咬咬牙发起了狠……女儿缠着他要皮帽子好几年了，这连年光景不好，他一直没给姑娘买到这帽子。

现在，这花猫的好皮，他不想浪费，也算是阿花留在世上的一点回忆吧。

3 天后，他溺死在自己的血痰里

1962 年 7 月 28 日，也就是老郭把他的大狸花猫的皮毛剥下来准备做帽子的 3 天以后，这个噩梦终究还是来了……

那天早上，他从昏沉漫长的梦里挣扎醒来了，感觉头颅里像有一百只黄鼠不停地钻洞，他感觉头疼得跟炸裂了一样，完全无法站立。他觉得不解，想吸一口气正一下身子，没想到这一口气吸进去，喉咙一阵腥臭。

是血！他倒吸了一口带有脓血黏稠的浓痰！

顾不上吐出来，剧烈的呛咳让他胸腔像撕裂一样。他身上每一块肌肉骨头都在疼痛。他尝试喊他老婆，可是发现自己出尽全力，声音涌到喉头只是一声咕嘟。痰堵住了他的喉头。

他喘不上气了，像被人把头按在水中一样，他伸长了脖子想要呼吸，可是没有用，空气从他嘴里、鼻子里流进去，肺里的分泌物像煮开的稠粥，血混杂其中，空气根本进不去。

他张大了嘴巴，脖子上的血管已经怒张着了，嘴唇在一点点变得黑紫，眼球被血丝迷糊了。他还试图再从空气中获得一丝活力，但肺里停滞的空气已经到了临界。

从他剥去猫皮的那一刻，到溺死在自己的血痰里，仅仅过去了 6 天时间。

葬礼后，又死了 10 个人

得益于老郭的好人缘和辈分高，尽管他生病的日子不长，但来看望照顾的人还不少。自己的老婆和小女儿都在一起住着，亲力亲为照顾是少不了的；儿子小郭和儿媳前后来了几次；大女儿和女婿，甚至是亲家，也都先后来看望了。

村医邵大夫是十乡八里有名的好大夫，这些天，他衣不解带照顾了老郭 3 天，期间甚至与他同榻而睡……

按照乡间习俗，为了感谢这些亲友，宴别仪式还是不能少。宴别是 8 月 2 日，老郭去世第二天举行的。8 月 3 日，老郭的老婆、女儿、儿媳等照顾过他的人，相继开始发生相同的症状。

他老婆郭氏 58 岁，8 月 3 日发病，8 月 8 日死亡。

小女儿郭秀英 17 岁，8 月 4 日发病，8 月 8 日死亡。

儿媳冯金英 42 岁，8 月 5 日发病，8 月 11 日死亡。

儿子郭满成42岁，8月6日发病，8月8日死亡。

外嫁二女儿郭秀莲，因为奔丧来迟，8月6日发病……

亲家苏守忠（男，58岁）、其子苏正乾（32岁）、社员唐世明（男，24岁），经常看望上述患者，分别于8月4日、8月5日、8月6日发病；而邵大夫，在8月7日发病，11日死亡，其两个分别8岁和15月龄的小女儿，都先后发病……

短短半月，刘寨公社前后死去了11个人，还有十来人在病榻上不知生死。霎时间，整个刘寨公社人人闭门不出，本来已经清肃的刘寨，更显得萧冷。

北京来的专家团

刘寨公社“撞邪”“瘟疫”的说法不胫而走。

当时还是年轻人的钱宇平，是在8月9日傍晚收到卫生厅的通知乡里有集中死亡病例的。会宁县两位卫生医师收到乡亲们的汇报，层层上报，请求专家帮助调查和处理。

钱宇平收到报告后一秒都没耽搁，根据消息，他们初步判断可能是鼠疫，于是，他们立刻组织了专家队伍，简单准备了白布、纱布、靴子、药品（磺胺嘧啶和链霉素），2小时后，他们已经出发前往疫区了。

调查之前要先防护。到了会宁县老郭的住处，钱宇平指挥现场专业人员先用“六六六”对住处进行杀虫，以杀灭跳蚤及其他昆虫，另外，所有调查、处理人员均需要服用磺胺嘧啶以作预防用药。

在此之后，钱宇平领着另外3位同事，身着防疫服，戴着口罩，穿着靴子，进入疫区中心，也就是老郭家中调查。老郭家中已经空无一物了，推开他们家窑洞的木门，拜祭的白花尚未拆除，床边还有患者咯血的布团。

门后一样物什吸引了钱宇平的注意，那是一张用树棍支开的死猫皮！这极不寻常的物件，引起了大家的重视，但来不及细究，他们记录下信息，继续调研。

在后发病的一家病患里，他们对患者展开了检查，临床医生发现患者正高热、虚弱卧床，听诊肺部满布湿啰音，而且咯泡沫痰，痰中布满血丝。

患者的妻子对患者的情况一无所知，怀抱一个2岁孩子，正在患者所在的屋内忙里忙外，专家组经过初步调查后，觉得“肺鼠疫”的可能性很大，当即给患者点滴链霉素，并给其妻、孩子服用预防用药。

调查兵分两路同时进行。

一方面是通过微生物学确认病原。专家组将患者和尸体上收集的分泌物送检，分离出了鼠疫杆菌，确认了是鼠疫，并且是鼠疫中的“肺鼠疫”。

另一方面是进行流行病学调查，找到尽可能多的患者，对他们及时进行隔离和治疗。与此同时，当时有一些没有人处理的尸体，他们也同步处理了。

疫情很快得到了控制，传播链条也得以完善：大狸花猫阿花追逐、抓捕黄鼠的时候，黄鼠体虱带着鼠疫杆菌跑到了阿花身上，在老郭剥猫皮的时候，鼠疫杆菌又以气溶胶方式进入了老郭体内，在老郭病后，鼠疫杆菌通过老郭，又先后传染了老郭身边的人。

疾病源头找到了，传染链条切断了，这起“猫皮连环凶案”也结束了，流行病学这个“疾病侦探专科”又顺利破了一案！

疾病卡片：鼠疫

鼠疫是由鼠疫耶尔森菌（又叫鼠疫杆菌）引起的主要在啮齿动物及其寄生蚤内循环的自然疫源性疾病。

- 病原体：鼠疫耶尔森菌。
- 临床表现：主要表现为突发高热、寒战、剧烈头痛、淋巴结肿痛、出血倾向、肺部炎症等。
- 传播途径：媒介传播（人被染病跳蚤叮咬）；直接接触传播（人类通过猎捕、宰杀、剥皮及食肉等方式直接接触染疫动物）；飞沫传播（易感人群吸入肺鼠疫患者的呼吸道飞沫等）。
- 预防：

①不接触、不剥皮、不煮食病（死）鼠类和其他病（死）动物。

②不在鼠类和旱獭等动物栖息地周围坐卧休息，以防跳蚤叮咬。

③不到鼠疫患者或疑似鼠疫患者家中探视护理或死者家中吊丧。

- 治疗：严格隔离患者和疑似患者，对患者采取抗菌治疗和对症支持治疗。鼠疫的治疗仍以链霉素（SM）为首选，注意早期、足量、总量控制的用药策略。

（陈韵　马起山　武南）

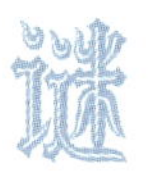
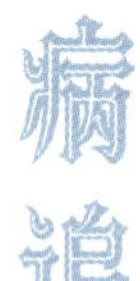
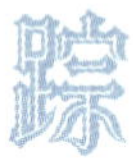

医学史
探案录

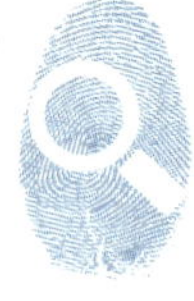

The Disease Detectives

Cases in Medical History

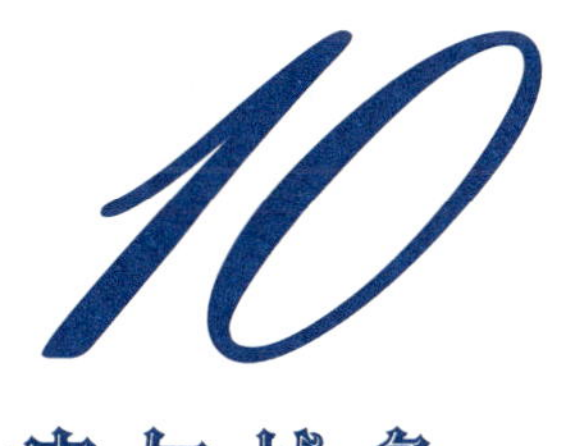

瘟疫与战争

2 月，美国堪萨斯州哈斯克尔县，一个天寒地冻的夜晚。

村医劳瑞·迈纳去治疗一位患上“打倒我”热症的老妇。迈纳医生轮廓分明的脸上蓄着两撇八字胡，在这片偏远的乡村地区，他备受尊敬。

到了农舍，迈纳医生着实被眼前所见吓了一跳。由于缺氧，老人已经有了“灰紫色发绀”的病状，皮肤呈现蓝色。

老人不停地咳嗽，喘着粗气。尽管她努力地求生着，大量鲜血却从她的肺部涌了上来。没过多久，老人便在极度痛苦中死去。

在接下来的日子里，迈纳发现了数十例类似的病例，他称之为“未确定性质的疫病”。仅在 1 天内，就有 18 人患病，并有 3 人死亡。

万分担忧的迈纳立马写信给华盛顿政府，警告官员们在哈斯克尔县发生的疫情，并建议针对疫情传播做好预防措施，却没人理睬他。

“死亡电报”

3 月 9 日，大风，尘暴。45 岁的上校军医爱德华·施里纳站在风中忧心忡忡。

这里是哈斯克尔县以东 300 英里、美国陆军的所在地芬斯顿营地——“第一次世界大战”中建立的最大的 16 个师级训练营之一。前几日，一位士兵看望了位于哈斯克尔县的家人。

除了缺乏供暖、热水和卫生间，军医施里纳开始担心起传染病来了。

3 月 11 日，炊事兵阿尔伯特·吉彻尔的嗓子和头都很痛，体温达到 40℃。医院马上对他进行隔离。1 小时内，几名相同症状的患者陆续住院，等到午饭时，医院一共有 107 名患者，到了周末，患者人数达到 522 人。

有些患者的症状与普通感冒相似，但有些患者却站都站不起来。除了寒战、高热、头背疼痛，他们还剧烈咳嗽、喷射性流鼻血，并有缺氧症状，其中一些人直接窒息死亡。

而到了 3 月底，整个营地有 1100 人患病，84 人病死。

3 月 30 日，施里纳向美军总司令部去电报，警告此次疫情，但高层像对待迈纳一样对待了施里纳：没把警告放在眼里。

这是 1918 年的春季。

他们不知道，一场席卷全球的大流感正在悄然发生。

“西班牙女郎”

3 月，运送美军第 15 骑兵师的军舰行驶在大西洋上，大海一望无际。

二等兵哈利面色凝重，他在担心他的弟兄希德。在踏上战船之前，希德染上了流感，还得继续干苦力活。

在军舰上，哈利见到不断有士兵因流感而病倒。发热、头疼、喉咙肿痛、四肢酸痛。严重的人因为肺部感染而缺氧，脸部和身体胀得通红，而后转为青紫色，到最后竟变成黑色。

没多久，25 艘满载 8.4 万美国步兵的军舰抵达欧洲参与第一次世界大战。

之后，流感席卷了欧洲。

6 月，13.9 万德国人被感染，德军每个师都有超过 2000 人患上流感。

在西班牙，包括国王在内共 800 万人患流感，每 3 个人就有 1 个人患病。

由于担心影响战事，疫情信息被各国军队隐瞒，许多民众依然毫不知情。多亏了非参战国西班牙的中立立场，即没有军事管制和新闻控制，流感才以西班牙流感之名被报道。

比起西班牙流感，不少人称其为“西班牙女郎”，性感且凶残。

随着战事蔓延，流感开始在前线战壕暴发，整个欧洲的疫情再也遮盖不住了。

哈利始终不知道的是，希德在上船 2 天后就病死了。

人间炼狱

10 月，天气温和，教堂里传出钟声。8 岁的科伦巴感到快乐不已，这是她最爱的声音。

两三个月前，流感突然消失了，人们开始憧憬往后的生活。

9 月 28 日，费城举行了第四次自由公债大游行。20 万人横穿了 23 个街区。指挥家和演讲者，带领人群高唱爱国歌曲，慷慨激昂地劝说人们购买战争公债。

科伦巴在队伍中观看了这场游行。多张山姆大叔的巨型海报在人群中穿梭，像是一场无与伦比的歌唱大会。

然而，没多久，一切就变了。棺材逐渐在人行道上堆积。低沉的丧钟代替了悠扬的钟声，一整天不停地敲：砰、砰、砰。

整条街上，家家户户的门上都挂着一块绉布。每家都有人死去。

科伦巴的父母病倒了。头痛，腿痛，肚子也痛，浑身都痛。科伦巴将芥子药膏敷在爸妈胸口上，但不起什么作用。科伦巴的牙齿也开始打颤，头开始发热，晕晕乎乎的。

砰、砰、砰。科伦巴躺得笔直，几乎不敢呼吸。“我确信自己马上就要死了。”

新一轮的流感已悄然发生。倾斜式流鼻血，喷射样大出血，缺氧症和皮肤呈青紫色。9 月 28 日到 11 月 2 日，费城共有 12 162 人死于流感。到 10 月 16 日，波士顿有 3700 多人死于流感。

这一时期，美国人均寿命减少了 12 年。

在此之前，卫生部官员称，流感只在军队中，并能将疫情控制住。费城的五家主要媒体，也与官方口径一致，对于医生的警告集体失声。

流感飞跃大洋和山脉，中国、印度、伊朗、菲律宾等国都无一幸免。

世界各地的人们尽了一切努力——吃洋葱、往鼻孔里塞盐、吃大蒜，想方设法，但都于事无补，只有靠烈酒来麻痹自己。

新一轮流感似乎专挑健康的青壮年下手。他们常常是早上生龙活虎地出门，晚上便死于流感。还有人刚问完路，说声谢谢，便倒地而死。

1918 年的秋天，战火和瘟疫使得这个星球宛如人间炼狱。

5000 万人死亡

可怕的流感，重创了第一次世界大战的交战双方。

1918 年 11 月 11 日，德国以外交大臣为首的代表团走上联军总司令、法国元帅福煦乘坐的火车，签订了停战条约。

1918 年冬天，第三波流感又卷土重来。1918 年 12 月至 1919 年 1 月，纽约市共有 3000 人死于流感。不过，也许是因为人类的免疫系统已经认识它了，也许是它失去了轻易入侵肺部的能力，最终并没有造成更大的死亡和恐慌。

短短 10 个月内，这场流感成为人类历史上最凶狠的瘟疫。据估计，全球约有 1/5 人被感染，估计有 5000 万～1 亿人死亡。

全球几乎所有的国家和地区无一幸免。只有南大西洋上的小岛——特里斯坦 - 达库尼亚群岛是唯一没有被流感光顾的有人居住的地方。

相比之下，历时 4 年的第一次世界大战死亡人数为 1500 万。

被大流感改变的世界

人类与疾病的斗争不止。它总在暗处，时不时闪现，给予人类致命一击。

幸运的是，现代医学的发展让人类也能主动出击，如接种疫苗。

20 世纪 40 年代，普通公众就可以接种流感疫苗。

这是人类与疾病博弈的结果。

除了接种疫苗，在 100 年前的大流感中，那些用来对抗传染病的生活习惯，依然可以坚持。

戴口罩，勤洗手，保持社交距离，它们是人类在一次又一次与疾病斗争的过程中，用生命换来的宝贵经验。

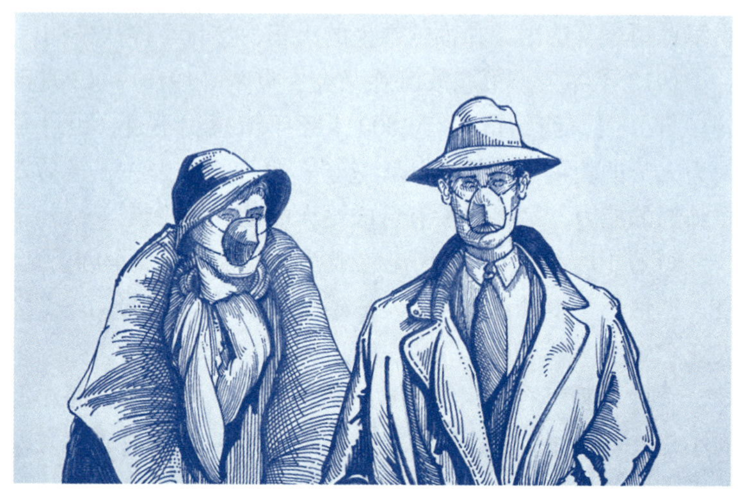

20 世纪初大流感时期佩戴口罩的人群

疾病卡片：流感

流行性感冒简称流感，是由流感病毒引起的急性呼吸道传染病。

• 病原体：流感病毒。

• 临床表现：以高热、乏力、头痛、咳嗽、全身肌肉酸痛等全身中毒症状为主，可伴或不伴鼻塞、流鼻涕、咽喉痛等症状。

• 传播途径：主要经过空气飞沫传播，也可通过口腔、鼻腔、眼睛等处黏膜直接或间接接触传播，接触患者的呼吸道分泌物、体液和被病毒污染的物品也可能引起感染。

• 流行情况：流感病毒每年在人群中引起季节性流行，一般多发于冬季，我国北方每年活动高峰一般均发生在当年 11 月底到来年的 2 月底，南方除冬季活动高峰外，还有一个夏季（5～8 月）活动高峰。

• 预防：每年接种流感疫苗有助于预防流感，其他预防方式有勤洗手、常通风、不随意用手触碰口鼻眼，健康、均衡饮食，坚持定期锻炼，戒烟。

• 治疗：主要采取对症治疗和抗流感病毒药物治疗，抗流感病毒药物包括神经氨酸酶抑制药和 RNA 聚合酶抑制药等。使用抗病毒药物前，必须咨询医生。

（蒋津津　马起山　武南）

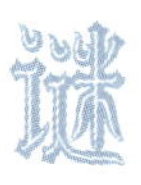
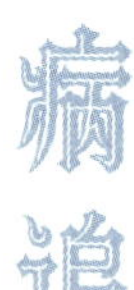
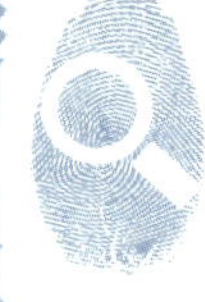
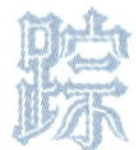

医学史
探案录

The Disease Detectives
Cases in Medical History

为了孩子，他喝下了疫苗

1955 年的夏天，一种怪病出现在江苏南通。全市 1680 人突然瘫痪，466 人死亡，并且大部分为儿童。而那些侥幸活下的，因感染程度的不同，身体变成一节节扭曲的枯枝。

他们或终身离不开轮椅和拐杖，或因怪异的走姿受尽嘲笑，甚至失去呼吸功能，窒息而亡。当时的医生只知道，这是一种传染病，叫脊髓灰质炎，俗称小儿麻痹症。

随后，青岛、上海、济宁……也发生了疫情。最高峰的时候，全国 1 年确诊病例高达 45 000 例。在当时发病最凶的南宁，七八月的大暑天，家长们吓得门窗紧闭，不敢让娃出门。

各大城市里出现了一种“背包族”——父母把残疾的孩子用布背着，带着干粮，辗转于各大医院，四处求医。

一位走投无路的妈妈，听闻北京有位专门研究脊髓灰质炎（简称脊炎）的专家叫顾方舟，她背着孩子就寻来了。

他“看不上”外科医生

那一年，顾方舟 29 岁。

当时已经去苏联学过 4 年病毒学的他，面对这个从外地赶来，已经在走廊抱着娃等了他一天的母亲，却只能说一句：“同志，抱歉，这个病现在还治不了”。

这个孩子他只见了一次，却记了一生。50 多年后，他聊起这事，还有点哽咽。

1950 年，24 岁的顾方舟从北大医学院毕业。毕业后，他没有像其他同学一样去当医生，而是选择了公共卫生。

当时整个社会的卫生条件令人咋舌。

- 矿工与粪便同眠，得了病也没钱治，死了就被扔到万人坑。
- 妇女生小孩，没条件，没知识，更没医生，婴儿死亡率高达 17%～20%。
- 水井和厕所修一块，厕所里的大便一堵就流得满街都是。一条河里，有人打水，有人洗衣，有人倒粪……

每年因此“枉死之人”高达 600 多万，鼠疫、天花以及刚刚提到的小儿麻痹等各种传染病是“年年盛行，岁岁杀人”，农村平均寿命仅 33 岁。

当时医生待遇好，社会地位高。在大学时，顾方舟以手巧闻名，大家都认为他适合干外科。可他却说：“外科医生开刀，一辈子能开几个患者，这公共卫生多重要，做好了能救一大片！”。

毕业后，他跑去大连卫生所，研究起了病毒。

这疫苗我们真打不起

顾方舟是幸运的，工作一年后，他被派往苏联学习病毒学，一去就是4年。

回来就遇上了开头提到的疫情——江苏南通小儿麻痹症暴发。

眼看每年数以万计的孩子染病致残，顾方舟急了。

小儿麻痹无药可治，解决方法只有疫苗。

1959年，卫生部再次派顾方舟等4人前往苏联，考察脊髓灰质炎疫苗，可一到莫斯科，他们就发现美国和苏联在吵架。

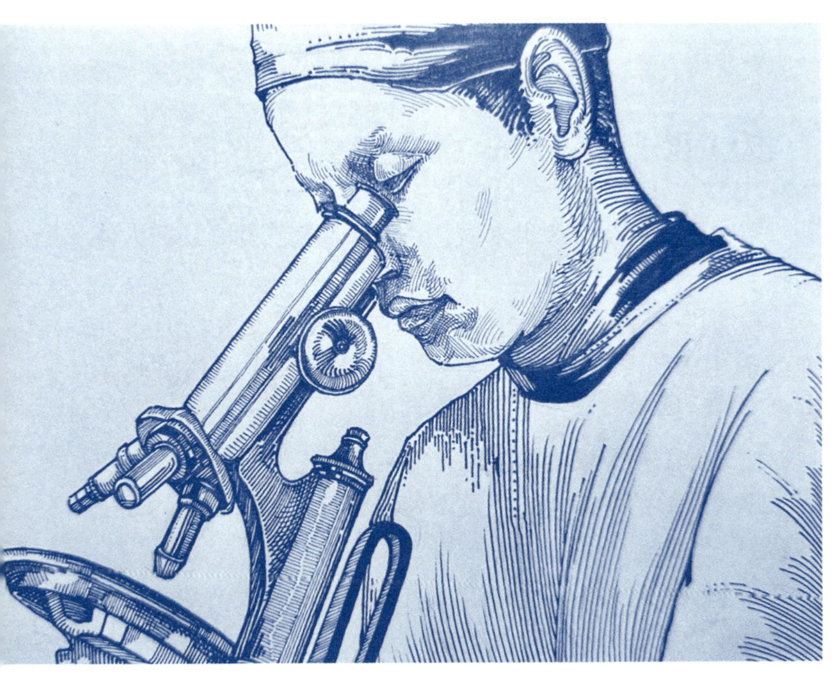

年轻的顾方舟

当时世界上有 2 种疫苗，大家在争用哪种。

- 死疫苗：美国用过了，安全，但要注射 3 次，贵。
- 活疫苗：便宜，但是个新款，用过的人少，等于让人活吞病毒，一不小心就致残。

顾方舟当然知道死疫苗好。可一个孩子就要花 15 美元，全民接种，国家根本负担不起。

活疫苗，看似危险，却是中国唯一的希望。

当时的美国和苏联不肯公开实验数据。危急之下，他决定带上导师送的 3000 份活疫苗回国。

不求别人，靠自己。

1959 年 9 月，一架飞机从莫斯科出发，飞向中国。33 岁的顾方舟小心守护着他的行李箱，里面装着的，是全中国孩子的希望。

为了孩子，以身试“毒”

第一批活疫苗生产出来后，通过了动物实验，还需人体试验。

顾方舟先是自己喝下 1 瓶疫苗溶液，没事。但小儿麻痹的患者大多是孩子，大人喝了没事不代表孩子喝了没事。

他又做了一个艰难的决定，给儿子喝。

瞒着出差的老婆，他把疫苗喂给了自己不满 1 岁的儿子小东。

如今回想起来，顾老说确实有点后怕。他太清楚，试验一旦失败，孩子不是瘫，就是死。

可他说：“自己的孩子不吃，让别人家孩子吃，没有这个道理啊。”

实验室有五六个同事的孩子也参加了试验，那段时间，大家见面第一句话就是：“你家孩子怎么样？”

妻子李以莞也觉得老公有点奇怪，平时忙得都没空管娃，怎么最近老问起儿子。

好在，测试期结束，孩子们安然无恙。

实验室建在荒山上

疫苗能用了，但生产时，又遇到一个问题：每批疫苗出来都要用猴子做试验，猴子用了没事，才算通过。

北京猴子不够，怎么办？大家想了个办法：去昆明！那里猴子多。

34 岁的顾方舟带着一群同事来到滇池对面一个高出市区 300 多米的山洞。

你真的很难想象：一个后来救了全中国的实验室，竟然是一群科学家在一个山洞里挖出来的。

这么苦的地方，没人肯来，他就先带头把全家搬来。

200 斤的水泥，顾方舟扛起就走；实验室里没冰库，大家就趁半夜气温最低的时候生产，再连夜把疫苗背下山储存；当时条件不好，实验室消毒是靠紫外线灯一直照着、福尔马林熏着。人在里面工作，眼睛疼得泪流满面，全身湿透，想咳嗽还得憋着，怕细菌咳出来污染疫苗。

为了做疫苗，顾方舟和他的同事们几乎是奉献了三代人。

他的几个孩子都在山上长大，没读多少书，母亲也在山上去世。这些，都成了他一辈子的遗憾。然而就在这样的努力与牺牲下，那些年，几千万份脊髓灰质炎疫苗从这个山坳坳里不断产出，运往祖国各地。

随后，脊髓灰质炎疫苗在多个城市推广，大获成功。

小糖丸，救了 11 万人

但想彻底消灭脊髓灰质炎，疫苗必须在全国推广。

在推广过程中，顾方舟发现 2 个问题。

- 很多农村地区不方便冷冻运输保存。
- 脊髓灰质炎疫苗需口服，味道很怪，每次孩子都吃的哭声一片。

于是他想了个办法，把疫苗滚成糖丸，再用广口暖瓶一装。无论天涯海角，防疫人员都能提着送去。

以前孩子吃疫苗，得连哄带骗。换成糖丸后，他收到一封信：一个防疫站站长说，孩子一下偷吃了十几颗。幸亏没出事，但这事 50 多年后想起来，顾老还笑得合不拢嘴。

1994 年，中国发现最后一例由本土病毒引起的脊髓灰质炎患者。

顾方舟发明的糖丸疫苗，避免了至少 150 万人的麻痹，11 万人的死亡。

2000 年，世界卫生组织正式宣布中国成为无脊髓灰质炎国家，74 岁的顾方舟代表中国签字。

什么是值得的一生

分别多年后，他和同事们再次在昆明相聚。

这些当年一起挖山洞、抓猴子的年轻人，已是白发苍苍的爷爷奶奶。

宴会上，他领着大家朗诵，以前他们在山上常念的那段，保尔·柯察金的名句："人最宝贵的是生命，它给予我们只有一次，人的一生应当这样度过，当他回首往事时，不因虚度年华而悔恨，也不因碌碌无为而羞耻……"

念完他问大家："同志们，咱们为消灭小儿麻痹症奉献一生，值吗？"一群老人开心得像孩子一样，举手大声欢呼，说："值啊！值啊！"

2019 年 1 月 2 日，92 岁的顾方舟溘然长逝。

在生命的最后时刻，他已经睁不开眼睛，只是紧紧抓住大家的手，留下最后的遗言："我这一生做了一件事，值得……值得……孩子们，快快长大，报效祖国……"

曾在书上看到一段话："时至今日，我们不再仰慕任何人，社交网络大量涌现的心灵鸡汤和昙花一现的网红完全吸引了人的注意，取代了过去那些苦练多年才找到自己的道路，并最终有所成就，家喻户晓的人物。"

回望顾老的一生，有漫长的学习，有枯燥的研究，还有他对理想的赤诚、对众生的悲悯。

以庸常对抗瞬变，以渺小铸造伟大。

他的一生可能并不是那么精彩，但却向我们展示了，什么是值得的一生。

疾病卡片：脊髓灰质炎

脊髓灰质炎是由脊髓灰质炎病毒引起的急性传染病。

- 病原体：脊髓灰质炎病毒。

• 临床表现：绝大部分表现为隐性感染，部分病例可出现发热、咽痛、乏力、恶心、腹泻等类似感冒样症状，仅有极少数感染者由于病毒侵入中枢神经系统，引起脊髓前角神经元的病理改变，导致肌肉特别是肢体肌肉发生不对称迟缓性麻痹。

• 传播途径：以肠道传播为主，易感者与患者或带毒者的密切生活接触中，通过粪便污染的水、食物、双手和用具等经口传染是本病传播的主要方式。其次，在发病的早期，咽部排毒可经飞沫传播。

• 流行情况：2000 年我国已经实现了无脊髓灰质炎的目标，进入维持无脊髓灰质炎状态阶段，不过，在全球消灭脊髓灰质炎之前，我国仍存在输入野生病毒所致的脊髓灰质炎风险。

• 预防：接种脊髓灰质炎疫苗，是预防本病的最有效措施。

• 治疗：目前尚无药物可控制脊髓灰质炎患者瘫痪的发生和发展，主要是对症处理，如止惊治疗、心电监护治疗、吸氧治疗等。

（严媛　马起山　武南）

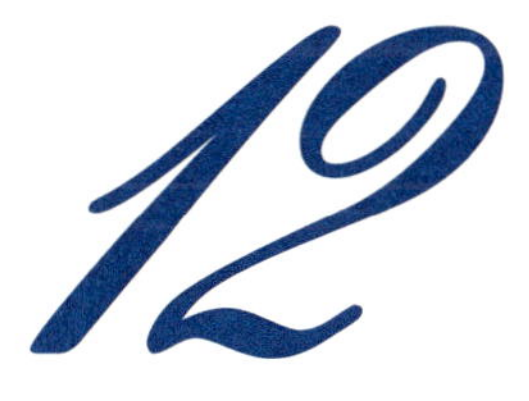

用牛救了5亿人

村民胡小发躺在车上奄奄一息。

两周前，他突发高热，舌头紧跟着冒出密集的红疹，然后是面部，最后扩散至全身。

几天之后，原本普通的皮疹开始涌出红色的脓浆，全身像镶满了米粒。脓包不断胀大，甚至互相融合连成一片，人肿得不成样子。

胡小发要不行了。

1959年12月，马车拉着这位粮管所的员工急忙赶往云南省西盟县人民医院。山路颠簸，胡小发不知道在前方等待着他的是什么。

最后一个患者

胡小发躺在马车上又痒又怕。

村里的老人说，他得的这种病曾经杀死了半个村的人。在临死前，得病的人会大量出血。皮肤像烧伤一样整片脱落，全身血肉模糊，即使侥幸活下来，也会留下满脸痘坑，甚至眼瞎耳聋。

它的传染性强，死亡率高，4 个患者里，就会有 1 个死亡。仅在 20 世纪，全球死于该病的人就超 3 亿。在中国，这种病已经横行了 2000 多年，被称为“瘟疫之王”。

然而，胡小发是幸运的。

1961 年 6 月，胡小发痊愈出院，他活了下来。

他成了这一传染病在中国的最后一个患者。

而胡小发感染的，正是恶名昭著的天花。

“天坛株”来了

天花是如何从中国消失？这得把时钟拨回到 1926 年。

那年的 2 月，春日刚至，寒气未褪。

西北军中有一个士兵身上突发脓包，遍布全身，是非常典型的天花症状。一个叫齐长庆的年轻人，在听说后，便带着助手李严茂往医院赶，去取脓液。

中华人民共和国成立前，中国一直依赖国外的天花毒株。没有自己的毒株，疫苗生产是又贵又难。全民接种难以实现，天花一直无法消灭。

而这一次，齐、李二人决心研发中国的毒株。

如何生产出毒性弱但又能产生抗体的毒株？传代（将病毒在不同的动物体内传播几代）是关键。

但用什么动物传？传多少代？剂量大了，动物直接一命呜呼；剂量太小，又不足以让动物染病……两人开始了漫长又磨人的实验。

他们先将患者的脓液，接种在猴子的皮肤上，发痘后，再传种给另一只猴子。在猴子身上传了 2 代后，又取猴子的痘浆接种在家兔的皮肤和睾丸，并连续传 5 代，再转种到犊牛上，在犊牛上连续传 3 代。

经过十代减毒的“天坛株”终于诞生，那一年，齐长庆 30 岁，李严茂 18 岁。

“天坛株”险遭销毁

中华人民共和国成立后，天花疫情依然不断，仅北京、上海的感染人数就超 2000 例。

1950 年，大家一致决定用“天坛株”来生产中国的疫苗，实现全民免费接种。

随后，北京 80 万人接种，上海 1065 万人接种……到了第二年的夏天，天花在北京和上海已经“清零”。

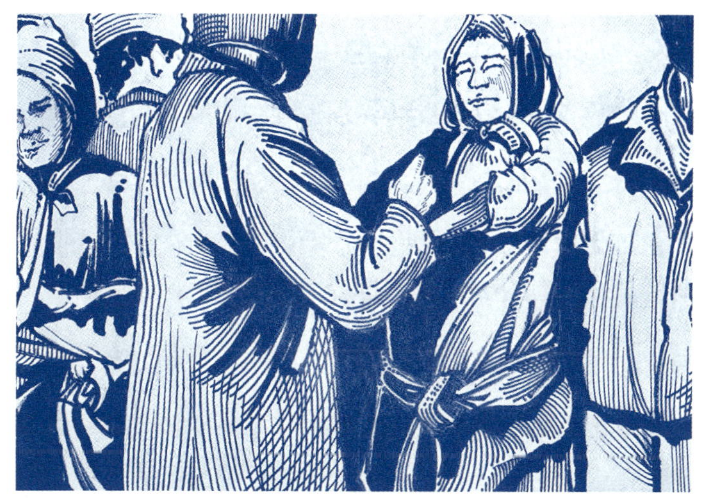

群众争相接种“天坛株”

然而没等全国疫情结束，1954 年，有人竟提出要把“天坛株”销毁！

当时，全国兴起一阵学习苏联的风潮，疫苗也要换成苏联的。

但用了一阵，大家发现苏联疫苗不但效果一般，不良反应还大，很多小孩打完整条手臂发肿，家长意见很大。大伙纷纷呼吁用回齐长庆的“天坛株”。

但当时正处于学习苏联的热潮中，怎么可以再留恋过去的老工艺？甚至有人想要直接销毁“天坛株”。

2000 公里护苗路

但这“天坛株”可是齐长庆和李严茂的宝贝啊！

抗战时期，北平战乱不断，研究所的人辗转多地，最后迁居昆明，一路颠沛流离。

这一路上，别的东西都走托运，唯有这“天坛株”李严茂一直随身携带。路上没冰箱，每到一地他就先找水井，把毒株用防水材料包好沉到井底。

现在，要他把“天坛株”销毁，就如同让他拔刀杀子！

翻江倒海地想了几天，李严茂决定豁出去了！他把“天坛株”用油纸包好，悄悄塞进冷库角落，就这么惴惴不安的“藏”了 3 年……

1960 年，莫斯科瘟疫大暴发，苏联疫苗终于受到质疑。

大家把齐长庆和李严茂叫来，让他俩谈谈“苏联株”和“天坛株”到底哪个好。但大伙都心知肚明，“天坛株”都没了，现在才来说它好还有啥用？

正当众人摇头叹气的时候，李严茂突然开口了：“‘天坛株’还在，我藏冷库里了”。

此话一出，大家是又惊又喜，连齐长庆都替他捏了把汗。

用高级香皂洗牛

要想消灭天花，光有“天坛株”还不够。

中国是个人口大国，即使在 1950 年也有 5.5 亿人口。全民接种疫苗的背后，是一个庞大的数字。这么多疫苗，去哪搞?

在当年，研发疫苗是个技术活，但生产疫苗却是个体力活。

为什么呢？因为生产这天花疫苗，得靠牛。

1950 年的冬天，北京正下着大雪，做疫苗的同事牵着牛从隔离室出来。

刚出房门，牛就疯了，一人跑去抱头，两人跑去抱腿，谁知这一抱，牛更火了，撩起后蹄就把人全给撂倒。

人倒了，牛可不能跑，这可是他们隔离检疫了 60 天的牛。3 人死死拽着牛绳，手勒得鲜血直流，在雪地里被拖了三四十米，才将牛制服。

为避免污染，牛在被使用前还得洗澡消毒，这又是个大工程。

先把牛搬上手术台用高级香皂刷个八遍，再将牛蹄子里的脏东西一点点抠掉，最后还要找四个大汉把牛毛剃个精光……

200 个鸡蛋救一头牛

给牛洗澡难，在牛身上做疫苗更难，得像护理新生儿一样，彻夜伺候。

所谓做疫苗，其实就是让牛患上天花，再获取脓浆。

和人一样，发病的牛先是高热嚎叫，接着就全身长痘。

为了让痘子长得又大又好，得不分昼夜地给牛喂水，喝得多就拉的多，牛拉尿拉屎，人还得赶紧接着，以防把痘子弄脏。

等痘子成熟，就到了最后的“采痘浆”环节，采浆先得杀牛。

毕竟朝夕相处这么多天，当锤子对着牛脑袋“咣”的下去，牛痛得“哞哞”叫，大伙的眼泪也跟着唰唰流……

好在，当时一个刚从复旦毕业的年轻人赵铠，想了个办法。

作为一个做细菌的医学生，更让赵铠无法忍受的是，牛痘无法在无菌环境下制造，每次用显微镜看自己搞出来的痘苗，就会发现里面细菌多得不得了……

研究了很多国外文献，赵铠提出要用鸡胚做痘苗。

当时牛还是农业主力，领导也觉得搞牛痘太浪费牛，就拨了经费给他。最后国家调配 3 个所的人弄了 3 年，完成了鸡胚疫苗的研发。

200 个鸡胚产出的毒浆相当于一头牛，疫苗能无菌生产了！

牛，终于解脱了。

一些必要的补充

1950—1961 年，我国总共向 5 亿多人口发放了 18 亿支天花疫苗。

作为一个发展中国家，在当时毫无外援的情况下，中国比全球消灭天花的时间提前了 16 年。而这背后，离不开千千万万疫苗工作者的努力。

江永红先生曾在《中国疫苗百年纪实》中提到，自己在写书前，在一个百余人的微信群出了两道题。

1. 写出你所知道的当代名医。

2. 写出你所知道的我国疫苗专家（或微生物学家、病毒学家）。

第一题大家都能答上，然而第二题，所有人都交了白卷。

如今的新闻报道里，有很多医务工作者的故事，却鲜有疫苗科学家的报道。

其实从跨进这一行开始，他们就给自己备好了一条“冷板凳”，做好十年磨一剑的打算。

自然法则要消灭一个病菌需千年万年，但在他们手里，却只用百年不到。

让我们一起记住他们的名字——齐长庆、李严茂、赵铠。

（严媛　马起山　武南）

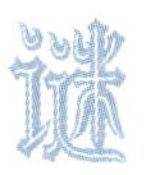

医学史
探案录

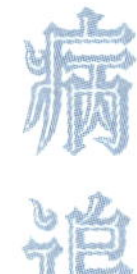

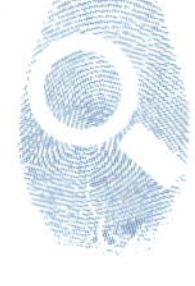

The Disease Detectives
Cases in Medical History

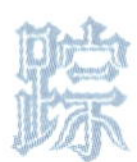

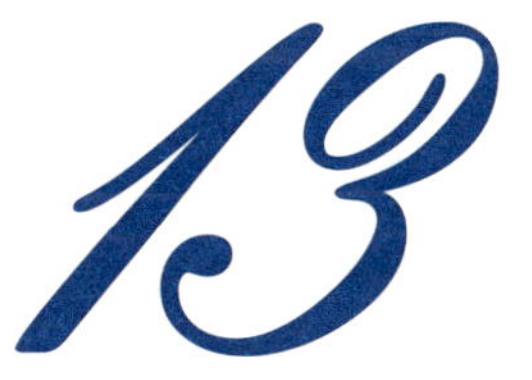

从天而降的致癌物

你，相信这个世界上有“诅咒”吗？在20世纪70年代，有一单震惊世界的“爆炸性”新闻。

越战结束那一年，一位名叫伊·詹姆华尔特的美国海军上校，带着他的大尉儿子，从越南回到了自己的祖国。跟亲友重逢后，他们一家人的生活重回正轨。不久后，儿子也遇到了自己的灵魂伴侣，顺利地娶妻生子。

本以为三代同堂的美满生活刚要开启，没想到，噩运却悄然降临在这家人头上。

家族“诅咒”

小孙子呱呱坠地，大家还没来得及庆祝新生的喜悦，就被告知：这个孩子有先天性弱智。屋漏偏逢连夜雨，几乎就在同时，儿子也被确诊为癌症，不久就撒手人寰。

一次，可以说是偶然，两次，则有些毛骨悚然……家庭连遭变故，这位父亲，一夜间白了头。他怎么也想不通，难不成，这个家遭了“诅咒”？

还没有从痛失爱子的阴影中走出来的他，偶然间又有了惊天大发现——跟他一同归国的越战老兵，也都仿佛遭了“诅咒”一般。喉癌、肺癌、前列腺癌等多种不同的癌症，“暴发性”地摧毁了他的一个个战友。而他们的子孙后代，也大都有严重的先天性疾病或缺陷。

突如其来的一连串意外，雷同得诡异，然而，令伊·詹姆华尔特没想到的是：真相远比“诅咒”更可怕……

空撒“世纪之毒”

越战时期，因为越共游击队用茂密的森林植被做掩护，打得美军找不着北。

后来，美军就使了个“阴招”——在空中洒下大量的“落叶剂”（即“橙剂”，可以令所洒之处的树木在短时间内掉光，寸草不生），让越共游击队无处可躲。而被喷洒“落叶剂”的热带雨林，转眼就成了光秃秃的“死亡地带”。

问题来了，美国的越战老兵和他们的后代，接二连三出事，跟这事又有什么关系呢？

原来，这种“橙剂”里，在后来的调查中，被发现含有剧毒物——二噁英。伊·詹姆华尔特和他的儿子，包括他那些患癌的战友和后代，不是被下了“诅咒”，而是被剧毒的二噁英“坑”惨了。

然而，比起被这种“致癌物”误伤的美国老兵，越南当地百姓，才是最大的受害者。越南政府2000年曾做过一次调查，结果显示，越南约有60万人由于接触了橙剂中的二噁英残留物而患病，生下来的孩子不是幼年夭折，就是畸形

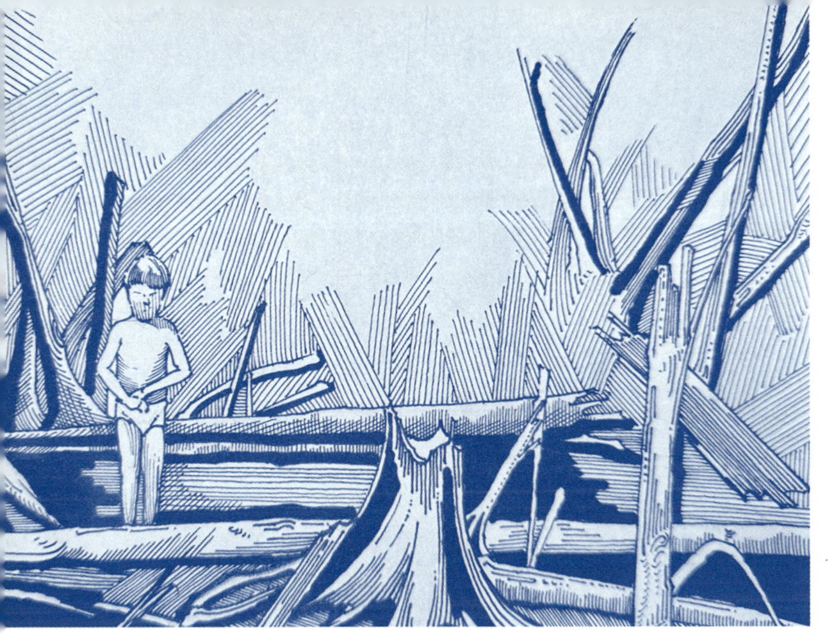

被播撒化学药品后枯萎的丛林

儿或有神经方面的缺陷。

你以为这只是个很遥远的越战故事吗？

不，二噁英这类物质，在现实生活中，离我们每一个人都很近！其实，二噁英不是一个孤军奋战的独立个体，而是一个拥有着210种化合物的“大家族”。

它从哪里来，又会到哪里去？跟迷茫的人类不一样，这家伙“来路”特别广，路子相当“野”。95%的二噁英都是从垃圾焚烧过程中产生的，而其他来源还包括汽车尾气、造纸、生产杀虫剂、化工、冶炼、森林大火等。

它通过这些渠道，飘散在空气中、进入到水里、“淹没”在土壤里，不可避免，无处不在。在一定条件下，它可以进行第二轮“迁徙”，通过被污染的江河湖海、空气、土壤，二噁英又进入农作物、家畜和水生生物体内。

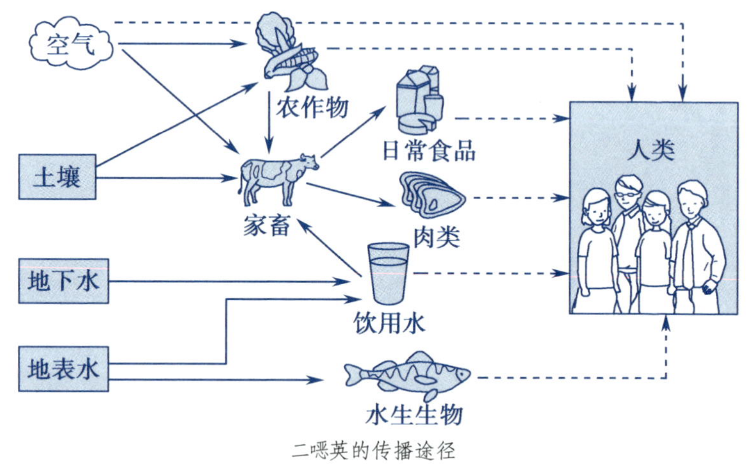

二噁英的传播途径

不会吧？难不成我吃的每一样东西里，都有二噁英？

作为站在食物链顶端的人类，我们的身体完全就是二噁英的终极“聚集地”。然而，庞大的家族“势力”不是最可怕的，可怕的是，它可不是什么善茬儿。不仅被国际癌症中心列为人类一级致癌物，还有个“霸气”得令人闻风丧胆的江湖外号——“世纪之毒”，光听都知道不简单。

世纪之毒，真有那么可怕吗

二噁英人称“世纪之毒”，那肯定是有两把刷子的，它的毒性是砒霜的900倍，能在人体里“潜伏”11年。事实上，这个恶名昭著的“家族”，对人类的毒性作用是多系统、多方位的。除了影响生育能力，还有可能有致畸作用、发育毒性、肝毒性、造成皮肤损伤、免疫力下降、增加患感染性疾病的风险等。

而他的致癌性也是毋庸置疑的，有研究表明，长期暴露于高浓度二噁英环境下的工作人员，癌症死亡率比普通人高60%。

当然，所有抛开剂量谈毒性的行为，都是“耍流氓”。虽然它毒性很强，分布又很广，但一般是低水平存在于环境中！

不过，这也不代表，我们可以肆无忌惮地挑战这个“大家族”的底线。避免长期暴露在高剂量的污染环境，需要大家一起努力。

科普知识：二噁英

二噁英是一种具有很强生物毒性的“新污染物”。

- 危害：其毒性是氰化物的130倍、砒霜的900倍，可通过食物链生物富集，具有不可逆的“致畸、致癌、致突变”效应。又因其一旦进入我们赖以生存的环境中，就很难自然降解消除，故有着“世纪之毒”之称。人体主要通过“膳食摄入”途径获得暴露从而带来不良的健康危害。

- 来源：环境中的二噁英来源广泛，主要包括火山爆发、森林大火等自然来源，以及焚烧垃圾、钢铁冶炼、纸浆漂白和汽车尾气等人为活动中的非有意生产过程。

- 预防：积极倡导和践行垃圾分类收集和处理，控制无组织的垃圾焚烧，通过采用新的焚烧技术，降低环境中二噁英类物质的排放量。通过对二噁英的食品安全风险监测，早期发现高污染食品并防止进入食品消费链，确保食品安全。对于个人来说，提倡合理营养，平衡膳食，减少摄入二噁英污染的高风险食品。

（陈映霓　马起山　武南　张建清）

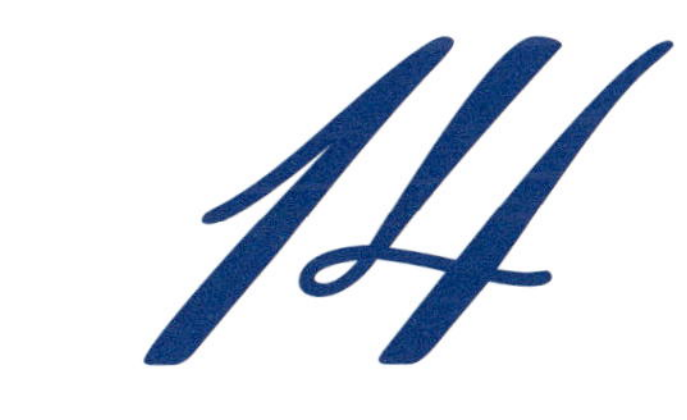

疯狂的绿猴

医生惊异地发现，无论把针头扎进手臂的哪个部位，患者的血管都会像煮熟的通心粉一样，破裂，血如泉涌，无法凝结……接着，他们会发出痉挛般的呻吟，继续呕出大量血液和黑色物质。

这时，体内突然响起床单撕裂的声音，那是大肠在完全打开，血液裹挟着肠壁或内脏组织，从肛门向外喷射……

患者几乎是在血泊中死去。

它似乎钟爱睾丸和眼球

短短几日，德国马尔堡市的医生以为末日降临。

其他幸存者在康复期也都成了“发烂的秃子”：毛囊组织坏死，头发大把脱落，像遭了辐射般，全身孔窍出血。

医生们还发现这种病毒似乎特别钟爱圆形的器官，比如，睾丸和眼球。男性睾丸常常会肿成黑紫色的鸭梨，接着便开始脱皮，发炎，甚至腐烂……

病毒能在一些患者的眼球液体内存活好几个月，传染病学家立即对这种病毒进行了检验。

他们发现这款病毒长得很是特别：与通常呈球形、杆形的普通病毒不同，显微镜下的它更像是一团打结的发丝，不断在患者喷薄地血泊中缠绕蠕动……后来科学界给它单独立了个科，叫丝状病毒科。

1967 年秋，这种不明来源的病毒，一共在全球感染 31 人，死亡 7 人。

猴管员之死

第一个感染者是当地“贝林制药”的一名猴管员克劳斯，而其他马尔堡的感染者也几乎与克劳斯或“贝林制药”有关。

大家很快把焦点放在了克劳斯照看过的那几只绿猴身上，这批非洲绿猴是公司从乌干达买来研发脊髓灰质炎疫苗的。

早在几周前，克劳斯就发现几只新来的绿猴不太对劲：病怏怏的，眼眶深陷，眼球爆满血丝。他想安抚它们的时候，其中一只绿猴却突然狂躁咬人。

他当即怀疑这绿猴是不是得了狂犬病，但他在入职时就已经打过狂犬疫苗，便没在意。

直到一周后，他开始头痛、高热、喷血……而就在他发病的同时，那几只绿猴也在笼内出现了类似的症状。更糟的是，在当时，除了马尔堡，同样的病症还出现在法兰克福、南斯拉夫的几所医学实验室。

而这几家实验室的共同特征之一都是：刚进口了猴子。

可当传染病学家继续追查下去时，却发现这几所实验室的猴子来自五湖四海。这可怕又神秘的病毒到底是如何在这

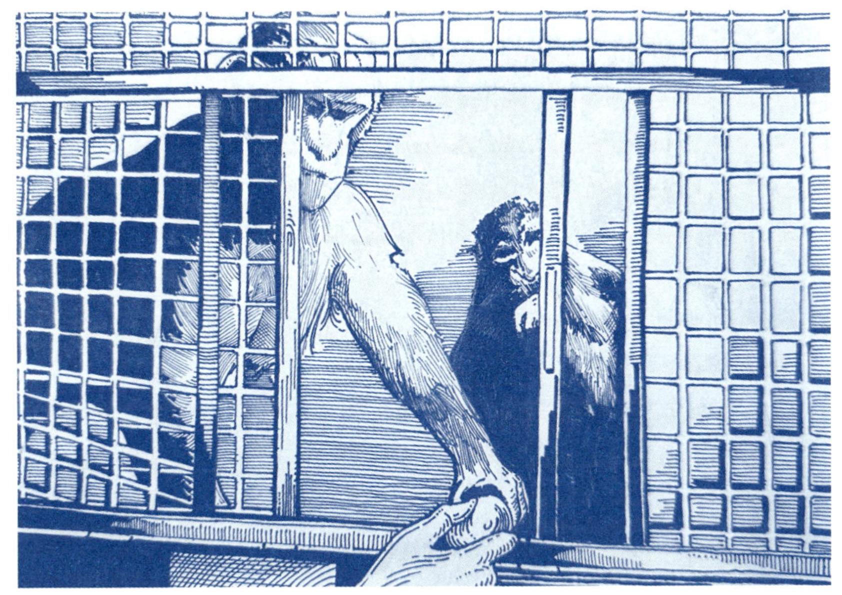

实验室笼子内无助的猴子

些来自不同地区、毫无交集的猴子间传播?

大家陷入了沉思。

一组调查人员还在世卫组织的赞助下飞往“贝林制药”的绿猴来源地——乌干达，却发现这批绿猴的捕获地点遍布整个乌干达中部……

这奇异的丝状病毒源头，就这样如游丝般，消失在了茫茫非洲大陆。直到15年后，一次意外的“自首”。

迟到15年的自首

“我觉得那些人都是我害死的。”1982年，一名英国兽医主动报告了马尔堡绿猴的目击证据。

记者将他匿名为琼斯先生，15 年前，病毒在马尔堡暴发时，琼斯是负责检查那批绿猴的兽医。

他告诉记者，“动物发运之前其实只有一次肉眼检查把关”。他检查猴子时，只会看看猴子外观是否正常，比如皮肤是否病变、受伤等，有问题的就挑出来，剩下的就上飞机，运往世界各地。

而那些被他挑出的“病猴”去哪儿了呢？他一直以为是被老板拉去宰了。

但实际情况却是，老板不知是为了省钱还是什么，每次都瞒着兽医，将这些“病猴”装进笼子，放生到非洲维多利亚湖上的一座孤岛上。

想象一下，一群手烂脚烂红眼睛，不知道得了什么病的猴子，就这么一次又一次地被送往这座非洲孤岛。

在上面互相攻击、传染、繁殖……很快，这座小岛恐怕就变成了一个猴类病毒的聚集地、高危之岛、猴瘟之岛。

猴子背后的暴利

然而更让琼斯发麻的是，老板之所以把病猴丢那的原因似乎是为了“废物利用”。

“要是那家伙缺猴子了，就会背着我去岛上抓几只凑数，这些病猴就会被瞒着送上欧洲的飞机。”

而更巧的是，1967 年那辆载着带病绿猴的飞机在出发时，突遇以色列战争，不得不改航伦敦。到伦敦后，又遇上伦敦机场大罢工。本该直飞马尔堡的带病绿猴，就这样在机场困了两天。

困在仓库里的猴子可不甘寂寞，有两只直接从笼里跑了出来，在飞机库里“大闹天宫”。

传染病学家推测，带病绿猴大概就是在这个时候，把病毒传给了同困机场的其他猴。而那些猴又将病毒带去了原本看似毫无交集的法兰克福、南斯拉夫实验室。

细想这趟关于“猴子”的流调，其中的“机缘巧合”之离奇，电影都不敢这么拍……

而更令记者气愤的是，琼斯先生当年之所以没在世界卫生组织调查时说出真相，是因为老板命令他只要不问就别说。

巧的是，当年世界卫生组织还真没找到琼斯问话。至于为什么老板让他别说，除了怕担责，更重要的原因恐怕是：在当时，卖猴子是个暴利又轻松的行当。

他老板的这家公司，每年向欧洲出口 13 000 只猴子。而猴子在当地根本是不值钱的东西，村民只觉得猴子太多太烦，听到能换钱，很便宜的价格就愿意去抓来卖。

不止公司赚钱，卖猴甚至已经是当时乌干达一项重要的外汇来源。

一个令传染病学家发抖的地方

除此之外，琼斯先生还记起一件事，他觉得很重要，一定要告诉记者。

其实早在 1962 年，他在乌干达东部埃尔贡山地区工作时，就听当地首领说，最近附近有种带“怪异皮疹”、会出血、会死人的病，并且同片的猴子也会因同样的病死亡。

因此琼斯先生猜测，早在马尔堡疫情之前，这种可怕的丝状病毒就已经在埃尔贡山区暴发过。

但因为这种病毒第一次是在德国马尔堡被发现，就被科学家取名为马尔堡病毒。

这里要给大家插播一点地理知识：埃尔贡山附近的这片区域，直到现在，都是一个让传染病学家瑟瑟发抖的地方。

为什么呢？

埃尔贡山不仅很有可能是马尔堡病毒的自然疫源地，而且埃尔贡山左侧有一个大湖，是非洲第一大湖——维多利亚湖。

刚刚上文提到，琼斯老板丢猴子的小岛也在这个湖上。不仅如此，维多利亚湖西北岸还是艾滋病的初始传播中心。

艾滋病出现后，它就像一块人类的黑板擦，彻底抹掉了维多利亚湖沿岸的很多村落。

被艾滋病“抹掉”的村落

在那些几乎被抹掉的村落中，有一个叫卡森赛罗的村，一直以走私闻名。维多利亚湖中的瑟瑟群岛就是他们藏走私货物的地点。

不难猜想，假如一名猴贩子要在维多利亚湖附近运猴子，多半会请卡森赛罗的村民帮忙。这些村民将各种有病没病的猴子一股脑塞进铁笼，过程中自己也免不了和猴子“亲密接触”……

人类、各种不同类型的猴子和各种藏匿在非洲雨林的病毒，一下都混在了一块！彼此暴露，来回传播，这简直是为跨物种病毒传播与演化搭出了个天然实验室。

地球更不喜欢的，也许是我们人类

艾滋病闯入人类世界是否也是“卖猴子”的结果，如今科学界也无法定论。

但如果换个角度，这些雨林病原体的显现，无疑是热带生物圈遭到人类破坏的自然结果。

病毒比人类更古老，它们已经在地球存在数十亿年。当我们毫无克制地砍伐这些病毒的家园，打扰、贩卖、杀戮这些病毒的宿主（如猴子、黑猩猩、蝙蝠），地球的免疫系统似乎已经识别到这个星球上最具破坏性的“病原体”，不是艾滋病，更不是猴子，而是我们人类。

正如《血疫：埃博拉的故事》的作者所说的那样：“从一定意义上说，地球正在启动对人类的免疫反应。它开始对人类这种寄生生物做出反应，人类的泛滥仿佛感染，混凝土的坏死点遍布全球……人类群落无限扩张和蔓延，很可能会给生物圈带来大灭绝，也许生物圈并不‘喜欢’容纳 50 亿人类。”

疾病卡片：马尔堡病毒病

马尔堡病毒病，是一种由丝状病毒科马尔堡病毒引起的以急性发热伴严重出血为主要症状的传染性疾病。

- 病原体：马尔堡病毒。

• 临床表现：主要有发热、寒战、头痛、肌肉疼痛等感冒样症状；部分患者可能出现消化道症状如腹泻、腹痛、呕吐；出血症状如皮肤出血点、牙龈出血、穿刺部位出血等。

• 传播途径：马尔堡病毒主要经密切接触传播，如接触感染的动物和患者的血液、分泌物、呕吐物、排泄物等，以及接触被患者血液或体液污染的物品传染，如与患者公用注射器等。

• 流行情况：目前，马尔堡病毒病自然流行局限于非洲地区，我国及周边地区暂无马尔堡病毒感染的报道或血清学证据。

• 预防：前往马尔堡病毒病疫区的旅行者应尽量避免接触易患病的患者，应避免与非人类灵长类动物、蝙蝠或其他野生动物直接接触，户外活动时尽量不去洞穴等阴暗、潮湿的地方探险；保持良好的卫生习惯。

• 治疗：现暂无特异的治疗方法，常进行吸氧、维持体液和电解质平衡的对症支持治疗，保障患者体液平衡和血压的稳定是治疗的关键。

（严媛　马起山　武南　万佳）

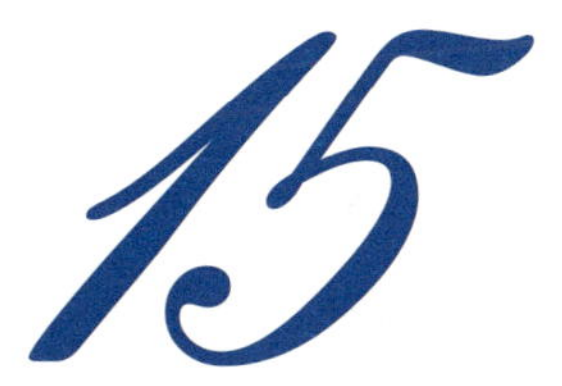

一块人类橡皮擦

胎儿从子宫里取了出来，但这是个死胎。

分娩前，产妇的脸有些奇怪：茫然、空白、毫无表情，像是灵魂出窍了一般。她的眼白有炎症，眼球表面的一层血膜使得眼白闪闪发亮。这些症状没什么不寻常，看上去像是成人脑型疟疾。

见到死婴后，比埃塔修女在胸前画了十字并为之祈祷。她的手和前臂因伸入产道而沾满鲜血。通常在分娩后，子宫内的破裂血管会因血凝而自行封闭，出血随即停止。但是，产妇的血液却如泉涌，在分娩台上扩散，她的血压逐渐下降，心跳加速，呼吸变得急促而不规律。

最终，产妇死了，因为失血过多和休克。

产科病房外，滂沱夜雨吵得人们不得安宁。扎伊尔（现刚果民主共和国）的雨季开始了。

1976 年 9 月，这位叫珊波·恩多贝的产妇，在扬布库（扎伊尔的一个村庄）教区医院，即刚果河以北约 50 英里（约 80 千米）处失去了她及其孩子的生命。

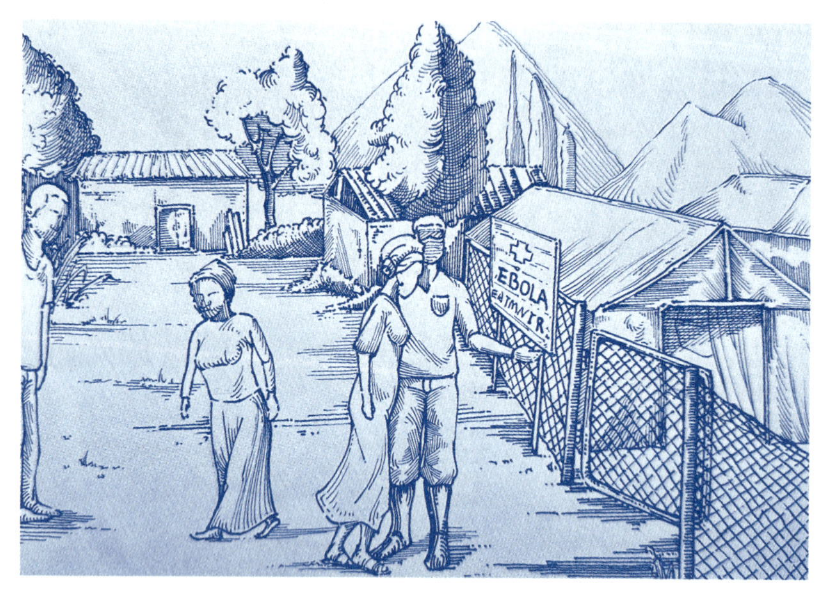

扎伊尔的临时乡村医院

修女之死

神父从口袋里取出了手帕，轻轻擦拭着修女的血泪，顺带拂去自己眼角的泪水。这位瘦削年长、留着山羊胡的神父在为修女举行临终仪式。

日出时分，比埃塔修女死了。

在死之前，修女的病情极为恐怖。

起初，她开始喷射性呕吐。呕吐物喷射到半空中。接着，她吐出湿乎乎、状如粪便的黑色团块。

随后，她大小便失禁。刚开始排出的粪便带有发白的黏液并夹杂着鲜血，随着病情加重，粪便变成黑色液体。红色斑块和红色肿块混合而成的红疹在她的躯干上蔓延。

失去情绪，眼白充血，比埃塔修女的脸变成了一张茫然的面具。

在修女去世后的数小时内，教区医院里，人们接二连三地死去，血液和排泄物浸透了病床。人们仿佛被恶魔附体，他们表情茫然，他们打嗝不止，他们流鼻血，他们精神错乱。

在修女去世的 13 天后，神父也死了。

孕妇的血样和死去女人的肝脏

尖利的哭叫声从门里传来。

在扬布库教区医院一个黑洞洞的病房里，病毒学家穆扬贝用手电筒和油灯照亮了成排的摇篮和小床。这里是儿科病房。他俯身望向摇篮，见到一个男婴在痛苦中挣扎。

5 分钟后，婴儿停止呼吸，结束了生命。

教区医院被荒弃了，空无一人。

这是暴发性内脏黄热病？还是极具传染性的伤寒热？

怪病发生在扬布库教区医院数天后，穆扬贝被卫生部派来寻找答案。他决定取一块肝脏组织样本带回实验室分析。

第二天，一名年轻的护士在家中过世了。穆扬贝用小刀剖开她的皮肤和腹部肌肉，插进肝脏。血液因重力而流出。他把小刀转了一小圈，从肝脏上挖出了一块圆柱形的样本。他忘了戴橡胶手套。右手和手腕沾满了尸血。

这时，穆扬贝又听闻，另一名护士在家中生着病。她濒临死亡，而且还怀着孩子。穆扬贝采集了孕妇的血样，但惊讶地发现，她的血液无法凝结。

就在即将返程时，一位修女腼腆地走近穆扬贝。她是米莉亚姆修女，一名医院里的护士。

“我发热了，而且头疼。”她轻声对穆扬贝说。

腐坏的样本

穆扬贝带着样本跑进实验室，制作了几个极薄的肝脏切片，放置于高倍数显微镜下，并将血样滴在几个皮氏培养皿上。他在寻找黄热病病毒和伤寒杆菌。

可是，组织已腐败成了一团肉泥。没有任何能看的东西。无法排除黄热病，但也无法确定。

另一边，在首都的医院里，米莉亚姆修女正在大出血。

几天前，她被穆扬贝带到首都。

但是，她的情况迅速恶化。身上红疹的颜色变深，像是瘀青。眼睛变成鲜红色。牙龈和肠道在出血。血液灌注进她的身体，却从肠道倾泻而出。因此，医院不得不额外指派一位叫玛英嘉的护士照顾她。

与此同时，培养皿的结果出来了，上面没有长出伤寒杆菌。因此，这种疾病不是伤寒。

之后，消息传来：米莉亚姆修女去世了。

一幕幕画面在穆扬贝的脑海里浮现，都是他在扬布库调查这种疾病时的情景。他能看见，甚至能感觉到，尸体的血液流淌过他的手指，从他的手腕向下滴。

人类橡皮擦

“这是一种可传染的严重疾病，”卢泊尔医生站在市场的一张台子上，用当地话继续说道，“它是如何传播的呢？它通过接触汗液、唾液和其他体液传播。”

10月，当米莉亚姆修女在首都的医院里逐渐死去时，卢泊尔前来扬布库调查怪病。

3位医生共走访了教区医院周边的17个小镇和村庄，在寻找大开杀戒的病毒X时，向民众宣讲，推荐远古法则（当地居民在几个世纪以来用于对付天花的传统办法），不要触碰患病者，不要拥抱死者，死后立刻埋葬，遵循远古法则。

此时，米莉亚姆修女的血样被空运送往比利时的国家级实验室、英国的国家级实验室以及美国疾病控制与预防中心（CDC）。

在CDC特殊病原体部，科学家们发现，病毒粒子状如毒蛇、辫子、树枝，像是字母Y的分叉、像是小写g的蜿蜒曲线、像是字母U的弯曲形状、像是数字6的圈环。

其中一个典型形状，被命名为“牧羊人的曲杖”。

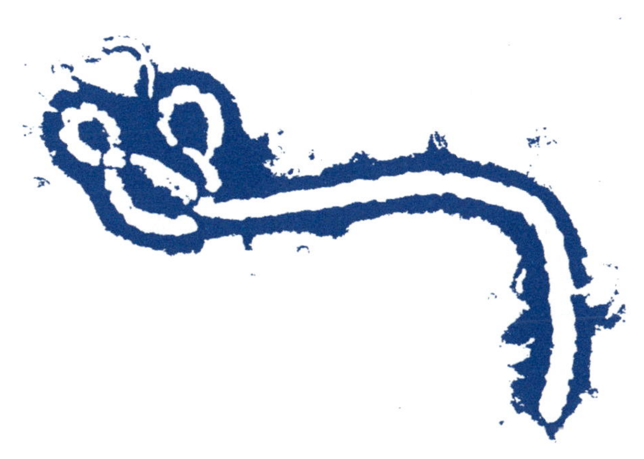

一个拥有“牧羊人的曲杖”结构的埃博拉病毒粒子，不过是双曲杖（摄于1976年，拍摄者是美国疾病控制与预防中心工作人员弗雷德里克·A. 墨菲）

这是一种未知的病原体，一种新的病毒。

有人提议将它命名为“扬布库病毒”，但发现者建议，用流过这片土地的河流——埃博拉河来命名，即埃博拉病毒。

埃博拉病毒是世界上最高级别的病毒之一，比艾滋病病毒凶猛得多。

它是生物安全等级为 4 级的病原体。它主要通过体液、血液传播，会引起呕吐、腹泻、肤色改变、体内外出血、发热等症状。致死原因主要为脑卒中、心肌梗死、低血容量休克或多发性器官衰竭。

潜伏期通常只有 5～10 天。死亡率为 50%～90%。目前，无有效疫苗或治疗方案。

这是一种能抹去人类生命的病毒，因此，埃博拉也被称为“人类橡皮擦”。

死刑宣判

在扬布库，卢泊尔接生了一名婴儿，但是，婴儿没有呼吸。

他扯掉手术口罩，俯身凑近婴儿，用他的嘴盖住婴儿的口鼻。他轻轻地吹了几口气，一点一点地扩张婴儿的肺部。震惊的表情慢慢爬上他的脸。他忽然意识到自己在干什么。但他的嘴依然没有离开婴儿的口鼻。

婴儿哭了，呼出卢泊尔的气息。婴儿还活着。

“医生，你知道你干了什么吗？”修女轻声说。

“现在我知道了。”卢泊尔说。

他的口鼻和面颊糊满了黏液、羊水和从切口或产道流出的血液。这是可能含有病毒的体液。但他依旧把婴儿举在面前，盯着。他在遵循标准流程，给新生儿做了心肺复苏后，医生应该观察婴儿 3 分钟。这是为了确保婴儿能自主呼吸。

在分娩前，孕妇的眼白呈鲜红色，弥漫性出血。这让卢泊尔想起了为病重孕妇接生后而感染病毒死去的比埃塔修女。

但是，在那一瞬间，他忘记了自己，出于人类和医生的本能采取行动。

他很清楚，他刚刚做了什么。“我刚刚宣判了自己的死刑，”卢泊尔心想。

病毒的退散

1976 年 10 月 27 日，电台首先报道了卢泊尔去世的消息。

“卢泊尔在扬布库抗击病毒的战斗中做出了最大的牺牲。他受到病毒感染，病情发展得太快，打垮了他的身体。”

等等，似乎是电台搞错了。10 月 27 日大概下午 2 点，卢泊尔浑然不知他的死讯。

他轻手轻脚地开门，扔下行李，抱起孩子，拥抱亲吻他们。然后，他走进客厅，跌坐进一把椅子。他累得筋疲力尽，除此之外，感觉还挺好。

几天前，他经历了这辈子从未有过的恐慌。

但在 48 小时后，产妇和婴儿依然活着，而且似乎相当健康。产妇只是患上了疟疾。

最后，产妇和婴儿出院回家。

至于穆扬贝，他一直没有发作埃博拉病毒所致的疾病。

他数次严重暴露于被感染的血液之中，却一直活到了今天，成为全球范围内抗击埃博拉病毒的顶尖专家之一。

10 月中旬，玛英嘉护士因感染病毒去世，年仅 23 岁。从她血液里所分离出的病毒，被称为扎伊尔埃博拉病毒的玛英嘉分离株，存放于美国 CDC 四级实验室的超低温冷柜中，永生不灭。

而她的遗骸被埋葬在她出生的村庄里。

1976 年，埃博拉病毒袭击了教区医院周围的 55 个村落；扫荡了医院，杀死绝大多数护士。11 周以内，318 人感染发病，其中，280 人死亡。病死率高达 88%。

在迅速杀人后，病毒又莫名消散了。

谈起是谁首先发现了埃博拉病毒，卢泊尔认为不该归功于科学家们。

“扎伊尔人民发现了埃博拉。他们用他们的身体发现了它。”他微笑道。

科学有死亡的含义。

死亡正是希望……我们能做的，就是珍爱现在还在的生命。

因为，每天都是奇迹。

（蒋津津　马起山　武南）

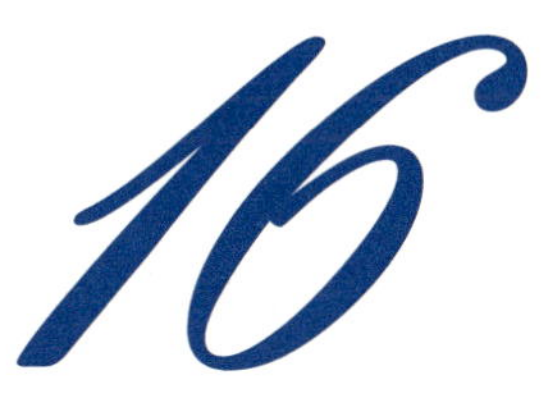

非洲约会第七天

夏尔·莫内，一个帅气的法国博物学家。

这个生性浪漫的法国人在这一年的圣诞假期，决定要过得不一样，他要带着自己的女伴，到肯尼亚的埃尔贡火山旅行。

埃尔贡火山坐落于乌干达和肯尼亚的边境，居住着各种部落的人口，其中一小部分，被划分成森林国家公园。700多万年前，埃尔贡火山有一次强烈的爆发，火山灰将原来的雨林覆盖，在火山灰上，生成了一片新的雨林。

而今，埃尔贡火山已经沉寂了许多年，但在此形成的雨林，却绽放着生机。

神秘的奇塔姆洞

夏尔·莫内和他的女伴，在雨林里扎营并度过了甜蜜的几天。元旦过后，他俩踏着象群的脚印，顺着山谷，穿过丛生的橄榄树和草地，找到了这个森林公园内最大的天然洞穴——奇塔姆洞。

奇塔姆洞是一个天然的岩洞，广阔的洞口，平坦缓和的内洞，附近的大象会结伴前往洞内掘吃矿物质和盐分，用长牙凿开岩石，把石块从岩壁上挖下来，嚼成碎屑吞下去。夜里也会在岩洞里过夜。甚至连象群的家族墓地，也在洞内。

洞内岩架上有成片白色闪亮的尖刺，那是700万年前埃尔贡火山爆发时，被硅化的树干；洞顶栖息着以植物为生的果辐群落，地面和岩壁充满黑绿色的黏液，这是果蝠的排泄物。如果在白天进入，用电筒照耀岩顶，可以看到几百颗仿佛红色宝石的蝙蝠眼睛在洞顶俯视他们。

噩梦来临

奇塔姆洞奇妙的情景，对博物学家夏尔·莫内而言是巨大的吸引，没人知道他在洞内经历了怎样的迷醉，也不知道是针头一样的晶体刺伤了他？还是他手上原有的微小的伤口，被果蝠的粪便污染了？还是他在洞内吸入了某些不知名的病原体……

人们后来只知道，在洞穴探险出来的不久，他的噩梦来临了。1月8日，亦即是元旦进入洞内之后的7天，莫内早已回到了他在镇里的居所。

不适是从眼睛开始的，那天早上起来，莫内感觉到眼珠后阵阵的隐痛，他决定请假在家休息1天，但眼后的疼痛却一点也没有减轻，很快，太阳穴也开始痛，整个头颅像紧箍咒一般。阿司匹林一点用处都没有，疼痛甚至一路蔓延到整个背部。

呕吐不止

头痛第三天，他开始恶心、高热和呕吐，后来即使把所有胃内容物都吐清了，但依然止不住呕吐的欲望。

直到后来，他整个人像灵魂都被吐干净了，进而变得呆滞。眼睛的变化是最为吓人的，眼白像溶解了的红色果冻，眼珠像被凝固在这果冻中一样，不再具有活力，而只能呆滞地瞪视前方。

工厂的同事把他送去了就近的医院，但医生给他注射抗生素以后毫无作用，他们建议转送患者去内罗毕医院，那里有非洲东部最好的私立医院。在飞机上，他的情况越来越不对劲。

他用晕机袋捂住嘴巴，从肺部深处咳嗽，抬头的时候，嘴唇上混有黑色斑块的红色黏液。眼睛已经变得像红宝石，任何人看到都必定会被吓到。脸上身上的红斑已经扩散了，变成了大块的紫色团块，以至于远远看去，他的整个头部都是黑青色的。脸部更是像要溶解一样，肌肉开始下垂。

呕吐似乎引起了鼻腔血管的破裂，他开始流鼻血。鼻血鲜红而且喷薄而出，滴在牙齿和下巴上，血怎么都止不住，因为凝血因子已经耗竭了……

最后，他瘫坐在座位里，周围所有乘客都退得远远的，并在窃窃私语关于他的死活。

死亡

他没有在飞机上死去，而是被送到了内罗毕医院。送到医院的时候，他的体力已经完全耗尽，他感到眩晕，并且感到极度虚弱。他的脊梁塌下来，松弛无力，失去了平衡感，即便躺在床上依然天旋地转。但他连哀号的力气都没有了，随即进入了休克状态。

突然，他发出一声痉挛般的呻吟，胃里涌出巨量血液；他已经失去了知觉，但是生理反应还是驱使他不断呕吐出血液和黑色的物质。

他的大肠完全打开，血液从肛门往外喷射，血液里混着肠壁组织，肠壁组织脱落，随着大量鲜血一同排出体外，掉在床下的，正是他自己的内脏！

候诊室里每一个人都被这样的场面震住了，即使最有经验的医生都没有见过这样的情景。所有人都慌忙地遮住口鼻在躲闪。甚至没有一个医生敢上前查看他的情况。

他的血液流尽了……

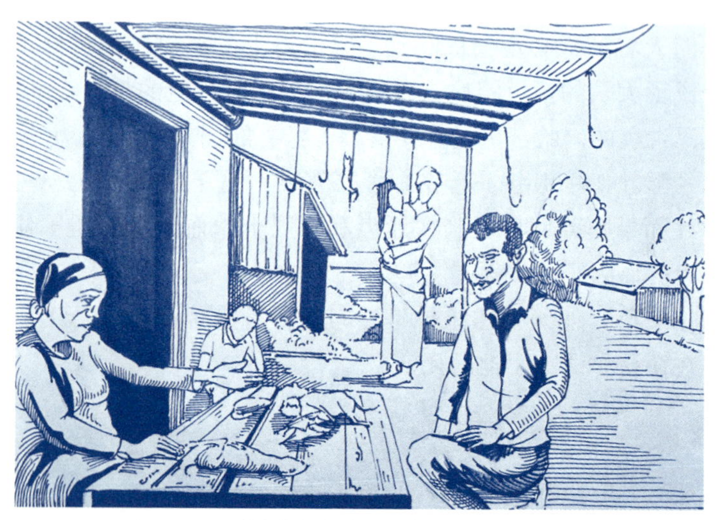

刚果市场上的野生动物肉类

神秘病毒

上面的故事，是真实发生过的。故事发生在 1980 年，普林斯顿大学的英文博士理查德·普雷斯顿是一位知名的美国作家和记者，他以写作科学非虚构作品而闻名，1994 年，他出版著作《血疫》，是一部关于埃博拉病毒和马尔堡病毒的纪实小说。这两种病毒都是丝状病毒，可以引发严重的出血热。

夏尔·莫内的故事，正是他调查并记录的一个关于马尔堡病毒的故事。

马尔堡病毒的发现，最早可以追溯到 1967 年秋。在德国马尔堡、法兰克福和前南斯拉夫贝尔格莱德几家疫苗实验室的工作人员，因在实验中接触一批从乌干达运来的非洲绿猴后，同时暴发一种严重出血热。马尔堡疫苗研究所首次从上述患者的血液和组织细胞中分离出一种新病毒，因而命名为马尔堡病毒，其所致的疾病称为马尔堡出血热。

至今，马尔堡出血热的自然流行局限于一些非洲国家，如刚果、安哥拉等，无明显的季节性。在 1998 年刚果发生马尔堡出血热流行前，本病多为散发，但在家庭、医院及社区内也可暴发。

因病毒闻名于世的地方

比起马尔堡病毒，丝状病毒家族中的另一个成员可能更是“赫赫有名”，那就是埃博拉病毒。而说起埃博拉，大家可能首先想到的是“出血”，以及“死亡率高”，但知道它是非洲中部一条美丽河流的名称的人并不多。

1976年，在这条美丽的河流旁边，埃博拉病毒首次被人类记载。埃博拉病毒引起的严重、聚集的出血表现，同时在非洲中部两个地方暴发：现在的南苏丹的恩扎拉镇和刚果民主共和国（旧称扎伊尔）的亚布库。

在那年，闷热的7月。苏丹南部，埃尔贡山西北五百英里，中部非洲热带雨林的指状边缘处，有一家棉花加工工厂。YuG先生是一个勤勤勉勉的“打工人”，他每天准时到达加工厂里有个堆满布匹的房间，埋首在他自己的办公桌前工作。

工厂设置在树林不远的地方，环境相当“原生态”，在离办公桌不远的天花板上悬挂着果蝠、棉絮里爬满昆虫、老鼠在厂里流窜……

不知道YuG先生是在其他什么地方感染的，大家只知道他最后死在自家院子里的一张吊床上。几天后，埃博拉席卷了这个工厂，很多工人开始出现高热、头痛、关节痛、喉咙痛、恶心和腹泻等症状。随着病情的发展，他们的皮肤开始出现皮疹，严重的感染者开始出现吐血、便血和皮肤下出血等严重的出血症状。

最终，这次暴发导致了284人感染，其中151人死亡，致死率达到了53%。

几乎同时，在刚果民主共和国的亚布库，当地的医院中暴发了另一种埃博拉病毒感染。这次暴发的病毒与苏丹的病毒略有不同，被称为埃博拉－扎伊尔病毒。这次暴发的病毒更为致命，感染了318人，其中280人死亡，致死率高达88%。病毒通过密切接触，以及使用未经消毒的针筒和医疗设备传播。

而由于其惊人的死亡率，这种病毒被人铭记，直到今天。

（陈韵　马起山　武南）

特殊的葬礼

“德高望重”的“巫医”麦宁道死了。葬礼上，人们抚摸亲吻他的脸颊。

当地还有一种风俗，亲属会用清洗尸体的水来洗澡，甚至喝下，以此保持与逝者的联结。这种骇人听闻的送葬仪式，在西非的几内亚，当地人却已司空见惯。

但就在这场葬礼结束后，离奇的事，接二连三地发生了。

灭门惨案

2013 年，几内亚的一个小村庄，发生过几近灭门的惨案。

2013 年 12 月 28 日，2 岁的埃米尔在母亲怀中死去。一周后，他 4 岁的姐姐也没了。

次年 1 月，两个孩子的母亲也死了，年仅 25 岁。不久后，埃米尔的外婆也被死神夺去性命。

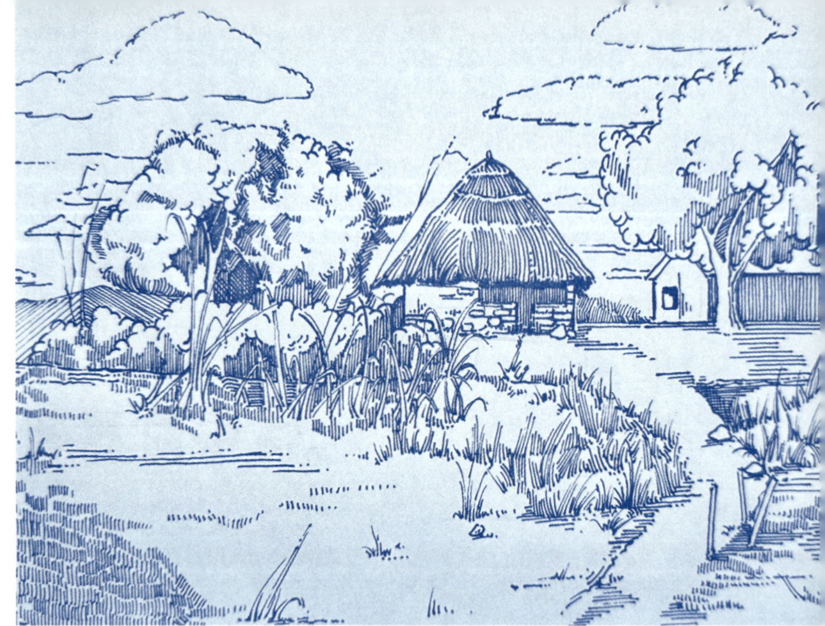

西非几内亚的村落

发生了什么？无从得知。村民们只是听说，两个孩子去世前都被腹泻折磨了一段时间，连照顾他们的助产士和医治助产士的医务工作者也病倒了。

议论声和惋惜声日渐平息，孩子们依然像往日一样，在树根的洞穴里生火。受了惊的蝙蝠，纷纷飞出树洞。他们有时用削尖的木棍刺蝙蝠，或者多人分食一个蝙蝠烤串。

1～2周前，埃米尔似乎也是这样，和一群孩子在死树周围玩耍。

没有人知道，一场声势浩大的黑色风暴，即将打破这个村庄的宁静……

清洗尸体后，五姐妹纷纷死去

在西非，塞拉利昂、几内亚和利比里亚围绕着马科纳河形成马科纳三角洲。当地人常常过河，往来于三国之间，做生意、看医生、走亲访友。

2014 年 2 月底，30 来岁的科尼奥诺女士从塞拉利昂去几内亚探望儿子。像往常一样，她先是乘独木舟过河抵达几内亚，之后记不清是打了“拼车”，还是坐了公交，只记得身旁的乘客不大舒服。

回来塞拉利昂后，她就病倒了，又拉又吐。她看了“巫医”麦宁道，但不见好转。随后又被送回了几内亚接受正规治疗。

在医院里，非但没见好转，她开始吐血。

3 月 3 日，科尼奥诺女士死了。

依照当地风俗，科尼奥诺女士的 5 个姐妹清洗了她的尸体——取出肠道内容物，从内部清洁尸体，否则尸体会因高温而迅速腐烂。

令人意料之外的是，在葬礼结束后的数周内，她的 5 个姐妹也纷纷死去。

死神似乎意犹未尽，他把双手伸向了更多人的命运……

4 月 8 日，接诊过科尼奥诺女士的 1 个月后，“德高望重”的“巫医”麦宁道也死了。

小镇上人心惶惶，但数以百计的村民依然纷纷自发前去悼念。

葬礼上，有人趴在逝者身上哭，有人抚摸逝者的脸，有人拥抱逝者。

根据当地风俗，亲属还有可能用清洗尸体的水来洗澡，甚至喝下，以此保持与逝者的联结。

消息闭塞的小村庄，村民们被“黑色诅咒”的恐怖阴霾笼罩，没有人知道，像瘟疫般蔓延的死亡，早在上个月，就已经有迹可循。

一封消失的邮件

3 月 23 日，世界卫生组织宣布在几内亚传播开的病毒正是埃博拉，“至 3 月 22 日，已报告病例共计 49 起，其中 29 人死亡。病死率 59%。”

流调发现，2 岁的埃米尔是第一个确诊病例。

此时，在塞拉利昂凯内马医院，医生胡玛尔担心病毒会藏在人的身体里穿过马科纳河，然后在村里开始扩散。于是，他派出了一支由流行病学家组成的“监控小队”，开着救护车在村里巡视，询问村民，寻找疑似病例。

但是，他们空手而归。村民们都说没见过这种疾病。

正当风平浪静时，4 月 1 日，几内亚卫生部发出一封邮件，报告了一些埃博拉病例，其中一名患者就是科尼奥诺女士。

邮件称，她来自塞拉利昂，抵达几内亚后发病，在几内亚的医院去世，但尸体被送回塞拉利昂境内的一个村庄。

这个村庄就是麦宁道所居住的地方。

但由于网络问题，胡玛尔没有收到这封邮件。邮件消失在了网络里。

但起码，扑朔迷离的多起损命事件，总算可以从科学的角度去追根溯源。

4 月 8 日，“德高望重”的“巫医”麦宁道死了。数以百计的村民计划前去悼念。一场大型葬礼即将开始。

暴雨来临前，她生下一名死婴

令人欣慰的是：5 月末，埃博拉似乎正在退去。

在几内亚首都，新增病例急剧减少。在利比里亚，病毒已经消失。塞拉利昂连一起病例都没有上报过。世界卫生组织准备宣布暴发结束。

然而，平静的表象下，更加汹涌的暗流正在蓄势待发。

在 20 日这天，医院里，护士长“姆巴卢姨妈”接收了一名 20 岁的孕妇。她的情况有些不妙。高热，产道出血不止，并在社区卫生中心生下一名死婴。此时，胡玛尔接到来自社区卫生中心的电话。

“这里有一名患者表现出埃博拉的症状，还有另两名症状类似的患者已被带往你们医院。”

腹泻，呕吐，嘴唇干裂，结膜红肿，像是戴上了一副令人毛骨悚然的面具。

按照埃博拉病毒感染的常见症状，胡玛尔立刻在院内找到这两名患者，连同社区卫生中心的患者一并采样，将 3 份血样送至实验室。

他心想，假如现在在塞拉利昂发现一名埃博拉患者，那么村里此刻有多少人正被病毒杀死？

他抽完一支烟，又点了一支。病房外，豪雨如波涛般到来，闪电开始击中地面，一场场雷暴雨逐渐合围，变成持续不断的大雨。雨季终于来了。

“各位，”26 日，胡玛尔向医护人员宣布，“埃博拉来我们这了。其中一位患者就是那名产妇。”

一场大型葬礼

3 份血样均为阳性。两位患者在医院，另一位患者——玛米躺在社区卫生中心的病床上，奄奄一息。

她是麦宁道的弟媳，参加了葬礼。流调轨迹越发清晰，显然，葬礼，是加剧病毒传播的秘密。

这也意味着，从麦宁道的葬礼至今，埃博拉病毒已在当地传播了一个月。

26 日下午，“监控小队”走进社区卫生中心。他们发现，还有另外 8 名患者也显露出埃博拉病毒所致疾病的症状。为切断传播链条，他们向亲属解释什么是埃博拉，劝说送患者去医院，但遭到严厉的拒绝。

当地人根本不相信埃博拉病毒的存在。

争论越拖越久，人越聚越多，谣言在飞速地传播。一群当地人正小声密谋如何杀死他们。他们感觉不妙，迅速摘掉防护面罩、扯掉防护服，穿着袜子奔向几百米开外的警察局。在身后，足以砸碎头骨的石头不断飞来。

“监控小队”躲进了警察局，逃过一劫。但当他们再次回到社区卫生中心时，9 个患者全部消失了。

葬礼所引发的传染链洪流，来势汹汹扑向凯内马医院。

凯内马医院的抵抗

病毒进一步扩散。截至 7 月 2 日，几内亚共报告 413 例病例，其中 303 人死亡；塞拉利昂共报告 239 例病例，其中 99 人死亡；利比里亚共报告 107 例病例，其中 65 人死亡。

在凯内马医院，病区里一片狼藉，9个隔间塞满了床。爆炸性腹泻和喷射性呕吐，散发着难以描述的气味。地板肮脏不堪。

上一秒，患者可能平静躺在病床上，下一秒，可能就会突然发病并在几分钟内死去。

放眼望去，病区里全是赤红的眼睛、垂死的患者、变僵的尸体。

7月3日，“姆巴卢姨妈”为一位感染了埃博拉病毒的护士做引产手术。胎儿已经死去。她尝试拯救大人。她将死胎拽了出来，羊水和血液随之奔涌。病毒沾满全身。在场的医护人员一定知道：这个手术可能使他们感染病毒。

但他们选择了跟病毒抢跑，哪怕希望渺茫，也仍然选择孤注一掷。

整个凯内马医院，笼罩在埃博拉的恐怖阴霾中。

隔离区不足。裹尸袋不够。消毒水断供。治疗物资和防护装备奇缺。护士冒着生命危险工作，每天却只挣5美元。

在埃博拉病毒面前，医护人员奋死抵抗，而病毒并没有因此心慈手软。

救护车司机、护工接连丧命。7月20日，“姆巴卢姨妈”也没能幸免于难。

埃博拉病毒似乎大有横扫千军之势，准备冲破凯内马医院的防守向各地奔去。

更糟的是，9天后，带领所有人战斗的胡玛尔医生也因感染埃博拉病毒倒在了一线。

3针药剂，价值10万美元

7月31日，正当胡玛尔的葬礼开始在凯内马医院举行时，在利比里亚首都，一针剂药物准备分别注入两位埃博拉患者肯特和南希的体内。

这种药物叫 ZMapp，一个疗程共 3 针剂，是针对埃博拉病毒的实验性药物。每个疗程仅生产成本就高达 10 万美元。全世界只有 7 组药品级 ZMapp，编号 1～6 和一组秘密备品。31 日晚上 8 点，肯特成为接受 ZMapp 注射的第一名人类。

当药物进入血流一两分钟后，肯特开始剧烈颤抖，如同埃博拉患者去世时一般抖动。在注射之前，肯特的脸变成了一副灰色面具。体温升到 105℉（约40.6℃），血氧低到了危险线上，濒临死亡。

肯特的颤抖还在继续。

但 15 分钟后，他的体温降到了 100℉（约37.8℃），从致命高热回到中等发热。颤抖持续了半小时，逐渐缓和，直到最终停止。他从床上坐了起来，张着嘴，眼窝深陷，双眼半睁半闭，但相当有活力。

肯特活了下来。

之后，肯特和南希分别注射第 2、第 3 剂药物。

8 月 19 日，南希出院，和丈夫一起回家。

8 月 20 日，医院宣布肯特体内已无病毒。

肯特走出了隔离病房，几个月来第一次和妻子紧紧相拥。剩下 4 个疗程的 ZMapp 成功地挽救了一位护士和两位医生的生命。

阻止下一场暴发

2014 年年末，浪潮逐渐平息。埃博拉病毒席卷了 8 个国家，包括西班牙和美国。3 万人感染，超过 11 000 人死亡。

塞拉利昂有 7% 的医生遇难，凯内马医院至少有 37 位护士身亡，同时失去 2 位医生。

几内亚、利比里亚和塞拉利昂的医疗体系受到重创，经济运行濒临崩溃。

而这场灾难性传染链条的开端，仅仅是：

几个埃博拉病毒颗粒跳进一个男孩的体内……

一个女人和一个身体不舒服的乘客靠在一起……

一封消失在网络里的邮件……

一场未被阻止的葬礼……

在许久之后，通过溯源，流行病学家才发现了麦宁道的葬礼。流调显示，至少有 365 个感染埃博拉病毒的病例可追溯至这场葬礼。

但人类与传染病的斗争不止。2022 年 4 月 23 日，刚果（金）发生第 14 轮埃博拉出血热疫情。截至 2022 年 4 月 26 日，已有 2 人死亡。世界卫生组织将派出 3 个疫苗接种小组前往风险最高的地区，以遏制最新的疫情。

这让人不由得想起，胡玛尔在 2014 年 6 月 12 日发表的演讲：

“这是一场艰苦卓绝的战斗……现在你们每天工作 8 小时，那就准备好工作更长时间……假如连你们都撂挑子不干了，那谁来干呢？我们必须尽我们所能，哪怕为国牺牲。”

实质上，病毒是利用了人类的情感与责任编织起传染链条。长者对幼儿的照顾，活着的人对逝者的不舍，医护对患者的守护……顺势传播。

但也因这份情感与责任，同胞用生命挡在病毒和你我之间。

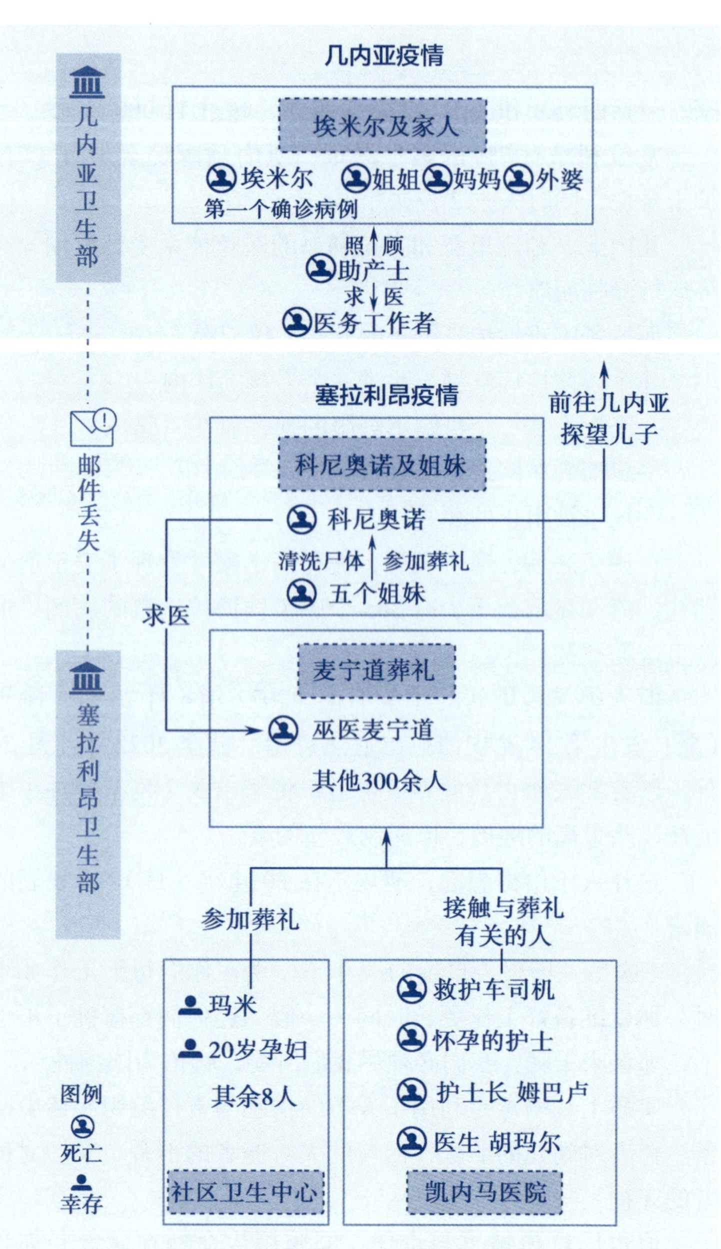

2014年西非埃博拉出血热疫情传播链参考图

疾病卡片：埃博拉出血热

埃博拉出血热是由埃博拉病毒引起的一种病死率极高的急性烈性出血性传染病。

- 病原体：埃博拉病毒。
- 临床表现：早期主要表现为发热、疲劳、肌肉疼痛、头痛和咽痛等，随后出现呕吐、腹泻、皮疹、肝肾功能受损及全身多脏器出血表现。
- 传播途径：该病传染性强，传播途径多样，主要通过与病毒携带者的血液、体液及污染物接触传播，接触猴类或患者的唾液、汗液和分泌物或其他体液也会导致感染，还可经皮肤、呼吸道或结膜感染。
- 流行情况：近几十年来，埃博拉主要在非洲的乌干达、刚果、加蓬、苏丹、科特迪瓦、利比里亚、南非等国家流行。我国目前尚未发现埃博拉患者，但随着国际交往日益增多，不排除该病通过引进动物或通过隐性感染者及患者输入的可能性。
- 预防：保持良好的习惯，做到勤洗手；减少与受到感染的果蝠等野生动物接触及食用其生肉而带来的传播风险；避免与感染患者的直接或密切接触，尤其避免体液接触；出现症状及时就医，患病期间避免与其他人接触。

- 治疗：尚无特异性治疗措施，主要是对症和支持治疗，注意水、电解质平衡，预防和控制出血，控制继发感染，治疗肾衰竭和出血、弥散性血管内凝血（DIC）等并发症。

（蒋津津　马起山　武南）

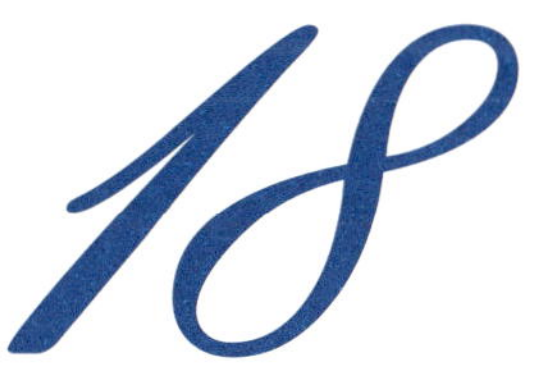

鸡尾酒会与空中幽灵

1976年7月24日晚，61岁的前美国空军队长雷·布伦南从闷热的费城回到家中，觉得有点疲惫。

这一年的费城非常热闹，超过4000名退伍军人从各地赶来，庆祝美国独立200周年，参加从7月21日至24日的退伍军人协会年会。

雷·布伦南下榻的是费城最好的酒店，贝拉维－斯瑞福酒店，这里经常举行会议，和他一起入住的还有数百名退伍军人及家属，他们在这里度过了欢快的3天，开会、晚宴、聊天、跳舞、鸡尾酒会，一切井井有条，似乎没有什么不妥。

但就在3天后，也就是7月27日，雷·布伦南开始出现胸痛、发热和呼吸困难。

当晚，他的肺部充满了血腥的泡沫，死于心脏病发作。他只是第一个死者。

神秘的费城流行病

过了几天，一个叫作弗兰克·阿维尼（Frank Aveni）的60岁退伍军人也同样因为心脏病死亡。

会议之后一周内，美国退伍军人协会宾州总部的电话铃声不断响起。自大会以来，已有9名退伍军人离奇死亡。他们最年轻的只有39岁，最年长的有82岁。

一位内科医生发现，其中有3名患者的症状完全一样，在死前都经历了疲惫、胸痛、发高热、肺部充血等肺炎症状，并且都参加过美国退伍军人大会。他立刻报告了州卫生部门。

与此同时，坏消息不断传来：截至8月6日，一共有25名参会老兵死亡，更多参会人莫名其妙得了肺病，超过130人在参会之后都住院了。

1976年的夏季，整个费城陷入了恐慌之中。

疫情暴发的消息迅速传播开来。8月初，“神秘的费城流行病”登上了各大报纸的头版头条。

每一个新出现的病例，都加剧了公众的焦虑。有人把事件和猪流感联系在一起，公共卫生官员警告称，这种流感可能会导致一场毁灭性的流行病。

对流行病的古老记忆重新燃起，震惊和恐惧开始蔓延到其他地区。

人们担心，费城可能会成为流感大流行的中心，就像1918年的西班牙大流感那样。

“天外来菌”

人们开始紧张了，他们谈论科幻片《天外来菌》，一些科学家呼吁暂停微生物实验室的工作，因为他们担心这些实验室可能成为细菌的源发点。

就连家喻户晓的摇滚明星鲍勃·迪伦，也写了一首相关的歌曲，加剧了这种狂热。

宾夕法尼亚州考虑对费城进行隔离。州卫生部长每天举行新闻发布会，有时一天两次，向公众通报疫情的最新进展。还设立了一条专用热线，接受新病例报告。

同时，美国疾病控制中心立刻派遣了一个由 20 名流行病学家组成的小组前往费城，展开了流行病学调查。

首先，没有任何实验室可以检查出病因，对可能引起类似症状的已知病毒、细菌和真菌的检测结果均为阴性。

其次，患者似乎没有把疾病传染给他们接触过的人，从 8 月 16 日开始，没有新增病例的报告，这让卫生官员松了一口气。

不会有致命的大流行病，但问题仍然存在：是什么杀死了这些退伍军人？

为了弄清楚原因，疾控中心启动了其历史上最大规模的调查，从食物中毒到恐怖主义，都被考虑在内。

他们向 10 000 多名退伍军人分发了调查问卷；派出了数百名流调工作者，详细调查了每个病患的行动轨迹；直升飞机不断运来当地所有人最新的血液和组织样本，实验室从早到整晚都开着。

结果一无所获。既不是猪流感，也不是其他任何已知的疾病，也没有找到病原体。

幸运的空调技师

这种杀死了 30 多人的疾病来去匆匆，7 月底突然暴发，8 月中旬就消失了，原因始终不清楚。

唯一的线索指向了雷·布伦南下榻的贝拉维–斯瑞福酒店，流行病学分析表明，许多病患与这家酒店有关，其中包括一位在街对面工作的银行出纳员。

但奇怪的是，酒店的 400 名员工都很健康，仅有一名空调技师受到感染。

调查陷入了死胡同，除了都参加了退伍军人年会，那些被疾病击倒的人没有任何共同点。

就连当时的疾控中心主任都丧失了信心，他告诉记者，“可能永远也找不到原因，有些疾病可能只是偶尔出现，一次性出现。”

最终，这次疫情有 221 人感染了这种不明疾病，其中 34 人死亡。由于死者大部分都是退伍军人，这种病被人们自发命名为“军团病”。

成簇的杆状细菌

随着疫情平息，恐惧也逐渐平息。很明显，不管是什么病，都没有扩散。

但是，疾控中心仍在继续工作。直到几个月后，这个谜才真正解开。

经过近6个月的思考之后，疾病控制中心的科学家们感到非常尴尬，因为没有人找到罪魁祸首，更不用说感染是如何传播的了。

人们对公共卫生部门的应对效率和能力非常不满。

1976年11月，疾控中心的官员们被国会传唤，让他们颜面尽失。到了冬天，许多人说健康专家已经不再重视这种疾病。大多数人认为，军团病的起因永远不会被人知道。

一个人站出来挽救了美国疾控中心。他是疾控中心的一名微生物学家约瑟夫·麦克达德博士。

在一组研究中，他注意到，军团病患者的肺组织注射到豚鼠的肝脏中，发现了成簇的杆状细菌，他直觉到有问题。

进一步试验表明，这种细菌能和患者血清发生抗体反应。经过样本对比，他的直觉得到了证实：在绝大多数受害者身上也发现了同样的微生物。

病因破解

病因找到了！这是一种新的细菌，并不属于当时已知的任何物种。这种淡红色短杆状细菌，就是军团病的病原体。

研究发现，这种细菌一直在酒店中央空调系统的冷却塔水中繁殖。调查人员推测，该系统强大的风扇散发出一种受污染的水雾，落在下面人行道上的行人身上，通过一个底层的通风口吸入大堂，受害者在那里吸入受感染的微小水滴，年龄较大、不那么顽强的人患病了。

进一步的研究表明，这种疾病并不是最初人们认为可怕的新疾病——它已经存在多年并悄无声息地传播，却没有引起人们的注意。

科学家们发现，这种微生物也是2年前同一家酒店发生的一次规模较小的、以前无法解释的疾病暴发及其他几起事件的原因。

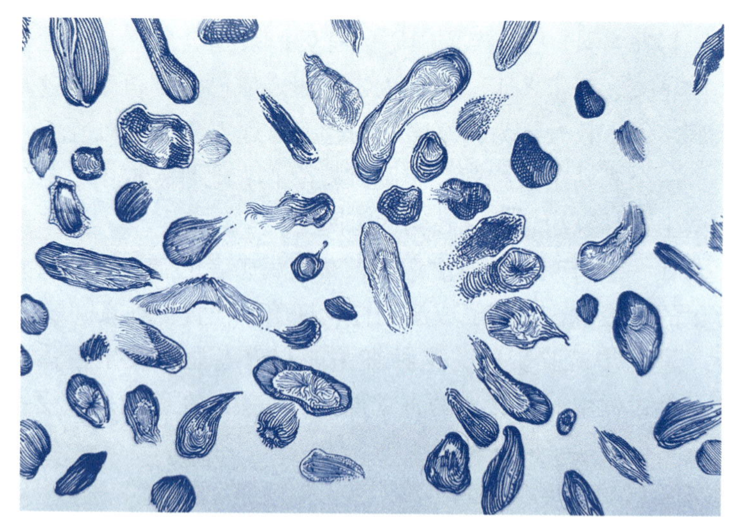

显微视角下的军团细菌

为了纪念它最著名的受害者，这种细菌最终被命名为“嗜肺军团菌”。1977年4月，疾病预防控制中心首次公布了“军团病”这一术语，作为这一流行病的正式名称。

“费城杀手”不再逍遥法外。但军团菌的发现并不是这类病症的终点。从1976年开始，军团病每年仍在世界各地持续暴发。

1985年，英国Stafford地区医院暴发军团病，在103个病例中，有28人死亡，源头是医院屋顶的中央空调冷却塔。

1990年3月，荷兰一个花展上暴发军团病，导致318人患病，至少 32 人死亡。

2000 年 4 月，澳大利亚墨尔本 125 例确诊病例中有 4 人死亡。

2001 年 7 月，穆尔西亚报告了 800 例疑似病例，其中 6 人死亡。

2005 年，在挪威的 56 例患者中，有 10 人死亡。同年，加拿大多伦多一家疗养院的 21 名居民死于军团病。

我国自 1982 年在南京首次证实军团病病例以来，已有多起军团菌病暴发流行及散发病例报道。目前，除西藏自治区外，我国其他地区均有过军团病报道。

疾病卡片：军团病

军团病主要是由嗜肺军团菌引起的，以肺部感染伴全身多系统损伤为主要表现的呼吸道传染病。

- 病原体：军团菌。
- 临床表现：主要症状为发热、寒战、头痛、倦怠和肌痛等，严重者会因呼吸系统及多器官衰竭而死亡。
- 传播途径：主要的感染途径是人吸入被污染的气溶胶，气溶胶来源包括空调冷却塔、冷热水系统、加湿器、温泉等。一般不在人与人之间传播。
- 预防：相关部门机构应对容易出现污染的中央空调系统和冷热水系统，定期进行检测处理，采取必要的消毒杀菌措施；普通市民应注意开窗通风，尽量少到通风不良的场所，提高自身免疫力。

- 治疗：首选大环内酯类或氟喹诺酮类，四环素类、利福平等也有效；青霉素类、氨基糖甙类、头孢菌素类对本病无明显疗效。

（张珮　马起山　武南）

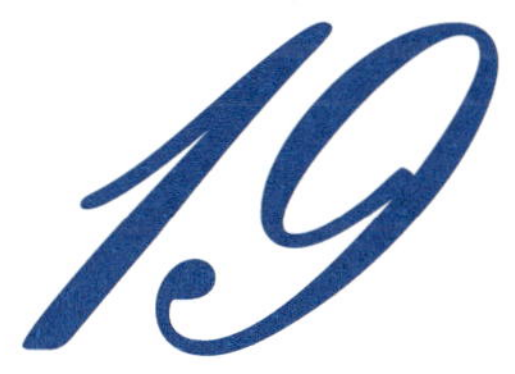

被原生生物“吃掉”的人

盖坦从牛仔裤口袋里掏出一瓶催情药。他脱掉了 T 恤，跳下舞池，细密的金色胸毛勾勒出胸部浑然天成的线条。

他的话里带着轻柔的法语口音。这位法裔加拿大空少是同性圈子里的梦中情人。

1980 年夏天，在同性恋解放运动兴起后，纽约和旧金山的夜晚纸醉金迷，同性恋浴场、双性恋派对、性爱俱乐部，人们用粗粝的激情探索着各种怪异的性行为。

药物渐渐起效，盖坦觉得他比在场的任何人都更愉悦。

癌症患者

在纽约，杰克和男友，以及两位室友瑞克、尼克租住在火焰岛海洋街上的一栋房子里。这些英俊的男人是岛上每个人型派对的核心人物。这一晚，杰克趁着男友不在，在一家俱乐部里瞥见了一位迷人的金发男子而欲火难耐。

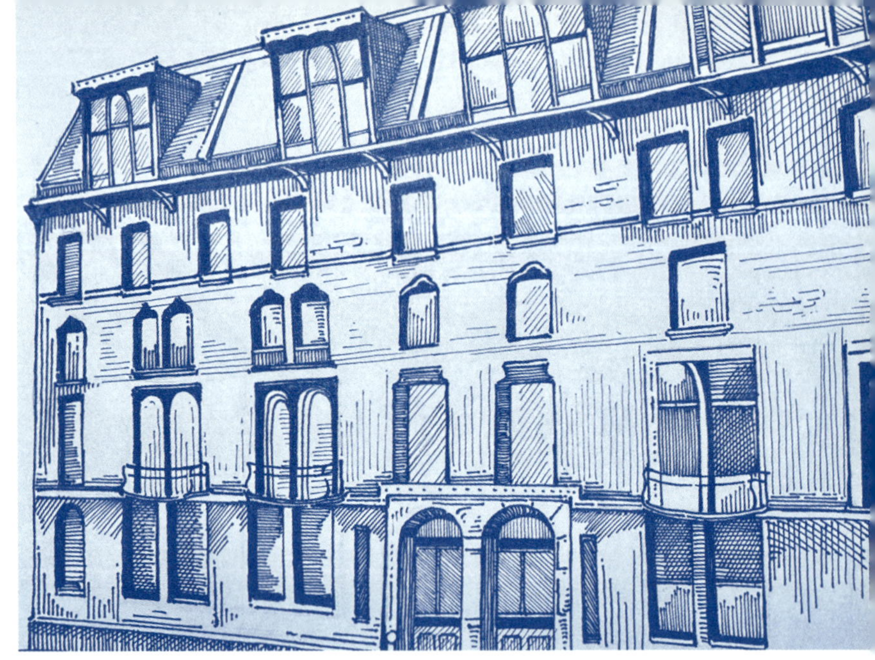

20 世纪 80 年代的纽约老公寓

这位金发男子正是盖坦。

那晚，盖坦觉得自己活力四射，丝毫不觉得自己是一名癌症患者。癌症，这是医生在切掉盖坦脸上的紫色小包后说的。一种叫作卡波西肉瘤的罕见皮肤癌。

在杰克身边，不只有盖坦得了这种病。去年 9 月，室友瑞克的耳朵后面也长出这样的紫色小包。另一位室友尼克也发生了奇怪的变化——整个人卷了起来。当他的身体弓起来时，他的双脚呈内八字，双肩向上挤，看上去就像恐怖的死胎。

旧金山有名的“money boy”（性工作者）霍恩也觉得身体不对劲。自 1978 年以来，他开始断断续续地出现腹泻、疲乏、恶心的情况，紫色斑点相继出现在大腿、右侧乳头、胸口。

但一系列检查却表明，他没什么大问题。不过，当医生用携带良性细菌的针头扎在皮肤上时，霍恩却没有反应。正常情况下，皮肤会出现一个红色硬块。这意味着免疫系统在抵御细菌入侵。

加拿大的冬天沉闷乏味，但盖坦的生活依旧活色生香。感恩节前，他收到了去加州南部过节的邀请。新欢是位发型师。盖坦的脸上又多冒出几个斑点，但丝毫影响不了他对新欢的渴望。

盖坦不知道的是，在这猎艳的背后，一个不知名的杀手正悄悄游走在男同性恋群体中。

无名杀手浮现

瑞克的呼吸越来越短促，他的肺里充满了某种东西。他只能用机器维持生命。

医生后来知道，瑞克的肺部是被一种叫作肺囊虫的微生物充满。但对于正常的免疫系统而言，肺囊虫是能够被轻松杀死的。

“怎么会有人死于肺囊虫肺炎？”医生更加困惑了。

1980 年 12 月 23 日，这位 37 岁的五年级教师停止了呼吸。

次年 1 月，白色泡沫从尼克嘴里冒出来，接着从耳朵和鼻孔里渗出。一种叫巨细胞的疱疹病毒正在他的身体里疯狂扩散，充满了每个器官。他的肺也被感染了。

1 月 15 日的早晨，尼克死了。

此后，又有 5 位男同性恋被诊断为肺囊虫肺炎。纽约和旧金山相继暴发了卡波西肉瘤疫情。这些患者都有一个共同的特点：T 细胞显著减少。

接二连三的病例引起了疾控中心的注意。6 月 5 日，疾控中心的《发病率与死亡率周报》发表了关于肺囊虫肺炎的第一份报告，7 月 4 日又发表了关于卡波西肉瘤的第一份报告。

此时，杰克也因莫名的疼痛和双腿麻木住进医院。他得了一种罕见的淋巴癌。

8 月初，旧金山湾区已有 18 名男同性恋出现不明原因的免疫缺陷。其中 2 人死亡。

人们开始把这种怪病称作“同性恋癌症”。

被原生生物“吃掉”的人

1981 年 11 月，霍恩痛苦地死了。死之前，他发热到 39℃，双眼失明，大脑似乎在游离状态，如同患了痴呆症的老人一样。

打开遗体，医生发现，卡波西肉瘤的病灶不仅覆盖了他的皮肤，还波及他的肺部、支气管、脾脏、膀胱、淋巴、口腔和肾上腺。眼睛不仅被巨细胞病毒感染，还被隐球菌和肺囊虫原虫感染。

这是医生首次看到原生生物感染人的眼睛。

8 个月前，霍恩是全美第一例向疾控中心报告的卡波西肉瘤患者。现在，他是旧金山市第 4 个、全美第 74 个死于此病的人。3 个月前，杰克同样以极其痛苦的惨状死去。

让当时人们奇怪的是，这种“同性恋癌症”开始突破圈子，在吸毒者中蔓延。孩子也未能幸免。

12 月，5 名婴儿都跟同性恋肺炎患者一样——T 细胞显著减少。其中有些婴儿得了肺囊虫肺炎。至少有 3 个孩子的父母是滥交的瘾君子。

母亲正在将这种病通过胎盘传给孩子。这意味着，引起男同性恋出现免疫缺陷症的，既不是性别，恐怕也不是药物，而是一种病毒。

40 名患者的性爱地图

疫病不仅在纽约、旧金山蔓延，也在洛杉矶暴发。

疾控中心推测，有一位没被注意到的桥梁人物正将病毒传播到了各地。流行病学家达罗和奥尔巴克开始对第一批男同性恋免疫缺陷患者进行访谈。

“我知道我这病是怎么来的。我敢说这病是他传给我的。”发型师说。他的皮肤上有紫色斑点。

发型师哗啦啦地翻着一本书，寻找那人的地址和电话号码。

“盖坦，”他说，“是个空乘，这是他的联系方式。”

达罗的铅笔掉到了地上，奥尔巴克瞥了他一眼。目光相会，意味深长。

1982 年 3 月 3 日，这场疫病中最重要的时刻之一来了。患者之间的关系开始逐步理顺。

通过调查，达罗、奥尔巴克及其同事们确立了 10 个城市、40 名患者之间的性关联。核心人物盖坦被标记为“零号患者”。截至 1982 年 4 月 12 日，美国境内率先确诊的 248 名男同性恋患者中，至少有 40 人要么与盖坦发生过关系，要么和盖坦有过性关系的人发生过关系。

这份重要的流行病学调查报告于 1984 年 3 月在《美国医学协会杂志》上刊发。

与此同时，1984 年 3 月 30 日，在经过与肺囊虫肺炎的四次较量后，盖坦在加拿大去世，年仅 31 岁。这距离他第一次为耳朵附近的紫色斑点去看医生过去了快 4 年。

疫病的传播途径被逐渐明确：性接触传播、血液传播和母婴传播。

“同性恋癌症”这一错误的名字被摒弃，这位杀手终于有了普遍认可的名字——获得性免疫缺陷综合征（Acquired Immune Deficiency Syndrome），缩写为 AIDS（艾滋病）。

1984 年，艾滋病的致病因子——人类免疫缺陷病毒（HIV）被发现。血库开始检测血液，纽约、洛杉矶、旧金山的声色场所陆续关闭。

有人问，是盖坦将艾滋病带到北美的吗？

答案无人知晓，且永远无从知晓。

为生命而战

艾滋病最初在男同性恋中蔓延，也在男同性恋的推动下，逐渐被人们所看见。

1983 年 5 月，在旧金山，艾滋病患者高举着横幅，“为我们的生命而战。”

队伍走到了市政厅，烛光摇曳了一英里。暮色中，只见一条光带和一路人。成千上万人聚集在一起，有些人带来了离世友人的照片；有些人举着标语，上面写着：纪念爱人。有些标语弄得像墓碑。

在联合国广场，6000 人聆听患者的演讲。大多数演讲者都体重骤降，身上的衣服松松垮垮的。几个月前，他们还很健壮，但现在，他们的身体歪得厉害，关节僵硬疼痛，眼睛瞪得像稻草人。

越来越多人开始关注艾滋病，休斯顿、芝加哥、达拉斯、波士顿等城市的游行引发了当地媒体对艾滋病的首次报道。高举“为我们的生命而战”横幅的照片在全世界遍地开花。

看见，是人类探索未知的第一步。

现在，艾滋病正在一点点被了解。

有研究发现，艾滋病病毒来自非洲。世界上已知的第一例艾滋病病例死于 1977 年。她是一名曾支援非洲的丹麦医生。1996 年，美籍华裔科学家何大一提出“鸡尾酒疗法”来治疗艾滋病。如今，在较为富裕的国家，艾滋病不再是必死无疑的绝症。

但是，在第三世界的许多国家，艾滋病成为公共卫生的首要问题，甚至可能是唯一的问题。在某些南部非洲国家，全民的感染率为 20%～40%。

从目前的科学发展而言，人类将和艾滋病共存相当长的时间。

那么，人类可以做些什么?

多数人无法像科学家一样，研究病毒，研发疫苗，但仍旧可以做些什么。例如，不再对艾滋病患者抱有歧视。

与艾滋病患者握手、拥抱、吃饭、使用公共设施、居住、工作，都不会感染病毒。

当然，太害怕也没关系，不妨先从了解开始。

因为，这同样是为自己的生命而战。

疾病卡片：艾滋病

艾滋病是由人类免疫缺陷病毒感染所致的一种以 T 淋巴细胞免疫功能缺陷为主的慢性传染病。

- 病原体：人类免疫缺陷病毒。
- 临床表现：潜伏期没有任何特异性的症状和

体征。急性期可能伴有发热、头痛、恶心、呕吐、腹痛、腹泻、皮疹、疲乏等非特异性症状，具体情况因人而异。随着机体免疫力的持续受损，可出现持续的发热、虚弱、盗汗、体重明显下降、全身浅表淋巴结肿大、长期咳嗽、呼吸困难、食欲下降、厌食等，严重时会有便血、头晕、头痛、精神异常、反应迟钝、痴呆等症状；体表可出现弥漫性丘疹、带状疱疹，以及口腔和咽部黏膜炎症和溃烂等。后期常常发生恶性肿瘤，并发生长期消耗，以至全身衰竭而死亡。

• 传播途径：HIV 感染者和艾滋病患者均为传染源，通常包括血液传播、性接触传播和母婴传播 3 条途径。

• 预防：坚持洁身自爱，拒绝卖淫嫖娼和多个性伴侣，避免高危性行为，使用安全套是性生活中最有效的预防性病和艾滋病的措施之一。避免直接与艾滋病患者的血液、精液、乳汁接触。远离毒品，不与他人共用注射器。不要擅自输血和使用血制品，要到管理规范的医疗机构，在医生指导下使用。不要借用或共用牙刷、剃须刀、刮脸刀等个人用品。

• 治疗：无论是无症状 HIV 感染者，还是已发展为艾滋病的患者，均应尽早开展规范的抗病毒治疗，并密切监测病情变化和耐药情况。患者应根据病情注意休息和饮食，积极预防和治疗并发症。不能进食者，应加强支持疗法，包括静脉输液补充营养，维持水及电解质平衡等。

（蒋津津　马起山　武南　杨峥嵘）

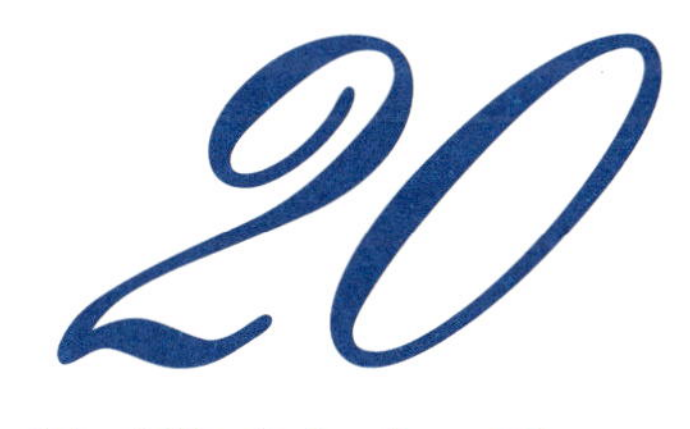

迟到的诺贝尔奖

这个故事的主角，只有 3 微米长，直径 0.5 微米大小。

虽然小，但全世界有一半以上的人和我们本故事的主角共同生存；这还是发达国家的数据，在发展中国家，这个数字高达 80%！

你可能不相信，这一点都不奇怪，有大约 85% 的人会和你一样懵懂，因为和它共同生活，也不会有任何感觉。

但是，有 10%～20% 的人，可能会发展为消化性溃疡，而其中 1%～2% 的人，还有可能发展成胃癌。

看不懂的患者

对，这个主角叫幽门螺杆菌，这个名字，对人类来说非常新鲜。人类认识它，不过半个世纪左右。

在人类发现这个小主角的历程中，有两个"疯子"不能不提到，他们俩都是澳洲人，一个是病理学家罗宾·沃伦（Robin Warren），一个是内科医生巴里·马歇尔（Barry

Marshall）。

为了方便大多数看到英文字母就头疼的读者，我们就分别叫他们病理学家老沃和内科医生老马吧。

1981 年是他们合作的开端，身为内科医生的老马，发现自己身边有一类患者很奇怪，他们上腹部会感到疼痛或不适、食欲不振、嗳气、反酸、恶心，但任凭老马用现有手段仔仔细细里里外外地检查，却不见任何问题。

老马一边惆怅，一边想办法解决问题。

他推测，因为胃部疾病和精神情绪相关，因此，是不是可以把患者转介给精神科医生？他确实这么尝试了，其中一位老马的女患者，被转介到了精神科医生那里接受抗抑郁药治疗。

当然，这并没有什么用。老马知道肯定有什么东西是不对的。

随着这样的患者越来越多，老马也在变着方法想找出病因，他开始收集这些患者的标本，并且送去了病理学家老沃那里。

3 微米的“小棒槌”

老沃比老马大一轮，但跟老马却非常聊得来。老马送来的病理标本，让老沃两眼发光。

早在 1979 年，老沃就在别人提供的病理标本中看到了这个 3 微米的小东西，这个“小棒槌”一样的东西，没有人对它详细研究过，凭老沃多年的病理经验，他觉得不简单，并对它产生了浓厚的兴趣。这正是老沃深入研究需要的！

在积累了越来越多病例后，老沃对老马坦诚了他的怀疑，他觉得这个 3 微米的“小棒槌”，就是老马在找的胃病元凶！这种慢性复发性的疾病，是感染了这个小病菌造成的临床表现！

为了验证，老马给其中一位 80 岁的老胃病患者抗生素治疗。2 周后，这个老病号欢喜的来告诉他，他再也没有感觉胃痛了。

老马和老沃因此大受鼓舞，这个临床治愈的患者，部分验证了他们的假设，而如果想要进一步证明这件事，他们需要分离这个病菌，并且复制它，研究它！

说干就干，他俩开始投入大量时间，分离这个螺旋状细菌，试图体外培养以证实它的存在和致病可能。

虽然热诚很高，但每次培养时，他们日夜盼着，这菌就是不长，1 天不长，2 天不长，没事，重来……这样夜以继日的实验，持续了整整 1 年。

1982 年的一个长假期前夕，到处都是欢欣喜庆的庆祝人群。他俩却还是和平日一样，哼哧哼哧地在实验室干活：调整各种培养条件，把样本标注好，放在培养箱中，回家度假。

5 天后，假期结束，老马和老沃突然想起来，咱们放假前放在培养箱的细菌忘记处理了！可别臭了吧！

粗心实现奇迹。在他们正忧愁的时候，老马接到实验室助手兴奋的电话，要他速来实验室。他们终于培养成功了！

这种菌可以被培养，可以复现，它有可能是造成慢性胃病的原因！

研究结果频繁被拒

老沃和老马当下欣喜异常，那时的医生普遍认为胃病是压力或辛辣引起的，这个发现颠覆了原有的认识！他们将实验结果整理为学术论文，并且带着论文参加各种学术会议、投稿到著名的医学杂志，依然没有得到重视。

不仅如此，他们的行动，遭到大多数医生的不屑，没有人相信这个颠覆的观念，胃病是细菌造成的。没人重视就是没有研究资金。他俩在没有任何资金支持的情况下，无法进一步取得证据证明自己发现的结果。

1983 年，他们终于得到一家小药物公司赞助，开始做一些小型的临床试验。用抗生素治疗后的患者疗效显著，与之前的抑酸药不可同日而语。研究结果在布鲁塞尔的国际微生物学会发表，深深震撼了在场的微生物学家。

但依然没啥用，连同这个结果，他俩再次给柳叶刀投出了一篇论文，但依然被拒绝了。

抑酸药当时是一个 30 亿美元的庞大市场，承认胃病是细菌造成的，等同于宣告抑酸剂市场的死亡。

两个“疯子”和一瓶培养液

想要颠覆已知的现实非常困难，但也不是完全没有可能，方法可能很简单：让没有病的人，通过服下这个菌，得这个病，就可以向世人证明了！

科学家通常是疯子，这话一点都不错。

1983 年，老沃和老马联名，终于把稿件投出去，得到柳叶刀的认同了。在一个学术会议上，他们试图说服在场的同行，发表他们的幽门螺杆菌学说。

午餐时间，一群各国消化科医生围在一起嚼舌，他们暗暗讽刺说，一个澳大利亚医生荒谬的认为有细菌可以在胃液存活且导致胃溃疡，真可笑。老马这时就站在旁边，这些话他可都听进去了。

回到澳洲，越想越生气，拿起一大杯含大量幽门螺杆菌的培养液就喝了下去！几天后，他开始腹痛呕吐。5 天后，他清晨被痛醒，10 天后胃镜证实了胃炎和大量幽门螺杆菌的存在。

妻子正为他的身体不适担忧呢，但此时的老马欢欣喜悦得跟孩子一样，通过自己的疯狂行为，他证明了他们的研究结果是正确的！

这事情又过了 20 年，才最终得到世人的承认。2005 年，他们因为这个发现获得了诺贝尔生理学或医学奖。

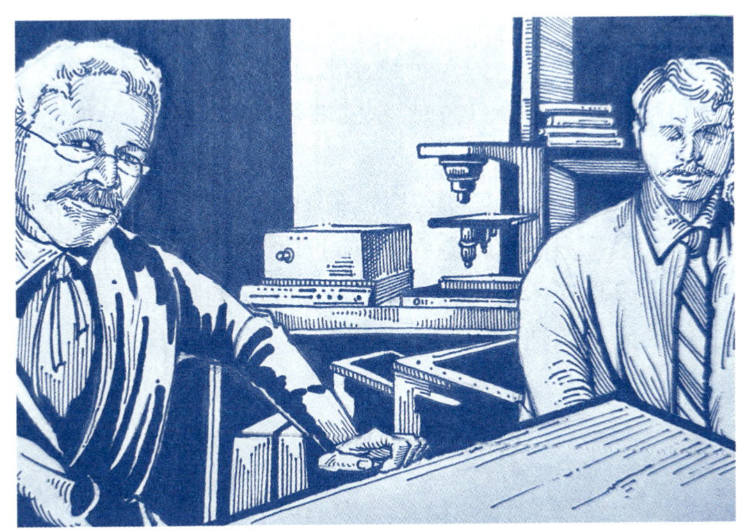

老沃和老马

疾病卡片：幽门螺杆菌感染

- 病原体：幽门螺杆菌。
- 临床表现：部分人群感染后可没有明显症状，也可能不会发病。部分感染者可出现上腹部不适、隐痛，有时发生嗳气、反酸、恶心、呕吐的症状，病程较为缓慢，容易反复发作。
- 传播途径：幽门螺杆菌可传染，一般通过消化道传播，包括粪－口途径和口－口途径，即感染者含菌的粪便污染了食物，其他人食用后导致感染；或者感染者含菌的唾液污染了食物或餐具，导致其他人感染。
- 预防：聚餐时使用公筷公勺，不要共用餐饮用具；不要将咀嚼过的食物喂给儿童；粪便等排泄物应集中处理，避免污染水源地；饮用、清洗食物的水一定要确保卫生。养成良好的饮食卫生习惯，饭前、便后要洗手。
- 治疗：主要通过抗幽门螺杆菌药物进行治疗。尽管幽门螺杆菌在体外对许多抗菌药物都很敏感，但是在体内用药并不那样如意。目前不提倡用单一的抗菌药物，因为它的治愈率较低，且易产生耐药性。

（陈韵　马起山　武南）

后记

终于，我们把在“深圳疾控”微信公众号上广受粉丝欢迎的“疾病故事”专栏，以出版作品的形式呈现在大家面前。

我们深知，在传播的世界里，“道理”往往难以抵挡“故事”的魅力，传统的“讲道理”方式往往显得枯燥乏味，难以引起读者的兴趣。因此，我们尝试了一种新的科普方式：将“叙事医学”理念融入其中，通过讲述疾病背后的故事，带领读者更加直观地了解公共卫生历史，更加真切地感受到公共卫生的魅力。

这一过程充满了艰辛与挑战。相较于常规科普文章 3 天左右的创作周期，一篇能够“出街”的“疾病故事”往往需要耗费我们 1 个月的心血。在策划和创作过程中，我们紧紧围绕“故事的戏剧性”和“足够的意义空间”，仔细查阅文献、精心挑选题材、反复打磨文稿。我们希望通过富有张力的故事情节，紧紧抓住读者的目光，让他们沉浸其中，深切感受到疾病对人类社会的影响。同时，我们也注重传递公共卫生知识，力求让读者在享受故事的同时，能够深入了解到疾病的成因、传播途径以及预防措施。在这个“快节奏”和“碎片化”的时代，这样的投入意味着需要有持久的耐心和定力。

当然，这个历程也带来了收获与喜悦。这些故事在“深圳疾控”公众号上发布时，受到了广大读者的热烈欢迎，每篇文章的留言数量之多、内容之丰富、关联度之高都远超过其他科普文章。他们这么写道：

“我家七岁的孩子都能看懂这篇文章，行文已经足够简练易懂，支持深圳疾控继续推出这类有趣又有益的科普文章。”

“很少会坚持看完一篇官方发的文章。但今天却仔仔细细得读完了。很好的一篇科普文章，也能引导我们除了洗手隔绝传染源以外，思考了真正的研究和坚持真理的重要性。”

“走心的文章，有血有肉，丝丝入扣，深入浅出，同时也不失严谨，这篇爱了，话说口号说教最简单直观，但也最容易被人无视或忘却，深疾控棒棒的，加油！”

这样的留言让我们备受鼓舞，也让我们更加坚定了用故事做科普的决心。

我们相信，通过讲述这些疾病背后的故事，不仅能够让读者在轻松愉快的阅读中收获知识，更能激发他们对公众健康事业的关注。在未来的日子里，我们将继续努力，用更多富有温度与深度的故事，与读者一起探索公众健康的奥秘。

马起山

于深圳